KB051595

숨 쉴 때마다
건강해지는 뇌

16만 명의 빅데이터에서 찾은 건강 비결

숨 쉴 때마다 건강해지는 뇌

다키 야스유키 지음 | 김민정 옮김

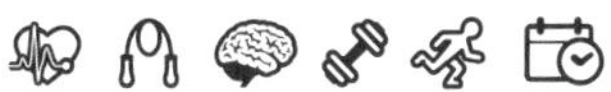

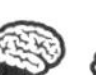

21세기북스

행복한 삶의 조건

하룻밤 만에 거짓말처럼 감기가 낫듯, 의학계에서는 하룻밤 만에 상황이 달라지기도 한다. 그만큼 의학계가 빠른 속도로 발전하는 가운데, 지금껏 불치병으로 여겼던 '치매'도 머지않아 극복할 수 있다는 연구 성과가 연이어 발표되고 있다.

나는 연구자의 한 사람으로서 도호쿠대학교 가령의학연구소加齢医学研究所에서 뇌 MRI 영상과 다양한 데이터베이스를 바탕으로 뇌 연구를 하고 있다. 연구자이자 의사로서 지금까지 분석한 뇌 MRI 영상은 약 16만 건에 달한다.

가령의학연구소라고 하면 고령자만 연구하는 곳이라 생각하기 쉽지만, 우리의 연구 대상은 무척 다양하다. 아기부터, 아니 더 거슬러 올라가 수정이 된 순간부터 평생에 걸친 인간의 뇌를 연구하고 있다.

특히 가장 중점을 두고 있는 주제는 '평생 뇌를 건강하게 유지하려면 어떻게 해야 하는가'다. 사람이 태어나서부터 유아기와 청소년기를 거쳐 성인이 되고 일생을 마칠 때까지 '건강한 뇌를 가지고 인간으로서 행복을 유지해나가려면 어떻게 해야 하는가', '멋지게 나이가 들려면 어떻게 해야 하는가' 같은 질문에 대한 해답을 찾기 위해 매일 노력하고 있다.

일본은 세계 제일의 장수 국가로 꼽힌다. 현재 일본에서 65세 이상의 고령자는 3,000만 명 이상으로 전체 인구의 4분의 1을 차지한다. 그러나 치매 환자 증가라는 큰 문제를 안고 있어 무조건 오래 사는 것이 바람직하다고 할 수 없는 상태다. 얼마나 오래 사느냐보다는 '얼마나 오래 건강하게 살 수 있느냐'가 더 중요한 과제인 것이다.

그렇다면 의학적인 해답을 어떻게 찾아야 할까? 우리는 역학疫學을 이용해 연구하고 있다. 역학이란 광범위한 지역이나 집단을 대상으로 통계학적인 방법을 사용해 질병의 원인이나 경향을 밝히는 학문이다. 즉 수많은 데이터를 분석해 '어떤 사람이 어떤 행동을 하면 어떻게 되는지'를 밝히는 것이다.

과학이라는 분야는 소량의 데이터만으로 어떤 현상을 설명하기에는 설득력이 떨어진다. 우리는 현재(영유아는 MRI 촬영이 어렵기 때문에 제외하고) 5세 아동부터 80세가 넘는 고령자까지 수천 명의 데이터를 집적하여 분석하고 있다. 향후 수년 안에 16만 명에 이르는 데이터를 집적할 수 있을 것으로 예상한다.

데이터는 크게 인지력, 생활 습관, 유전자, 뇌 MRI 영상 등 네 분야로 나뉜다. 현재까지 데이터 분석을 통해 알아낸 사실도 제법 많다. 예를 들어 '이런 체질을 가진 사람이 이런 생활 습관을 가지고 있으면 이런 병에는 걸리지 않는다', '같은 유전자를 가진 사람이라도 이런 생활 습관을 가지고 있으면 병에 걸리지 않는다'처럼 네 분야에 걸친 데이터 분석을 통해 다양한 경향을 파악해냈다.

혈액 데이터와 생활 조사를 역학 데이터에 활용하는 사례는 많지만, 뇌 MRI 영상을 역학 데이터로 활용하는 사례는 세계에서도 손에 꼽을 정도다. 체질과 생활 습관의 관계를 통해 뇌가 어떻게 변화하는가에 대한 역학 데이터를 보유하고 있는 곳이 바로 우리 도호쿠대학교 가령의학연구소다. 그야말로 세계적인 수준인데 세계 최첨단을 목표로 꾸준히 노력하고 있다.

《숨 쉴 때마다 건강해지는 뇌》는 이런 역학 데이터를 통해 알아낸 평생 건강한 뇌를 유지하는 방법을 알기 쉽게 설명하고 있다. '평생 건강한 뇌'란 내가 세운 커다란 연구 목표이자 늘 강조하고 있는 내용이기도 하다. 이에 '행복한 삶이란 죽기 직전까지 건강한 뇌를 가지고 인지력을 유지한 상태에서 생활하는 것이다. 그런 인생을 살도록 노력하자'는 염원을 담아 이 책을 출간했다.

이제 와서 무슨 소용이냐며 포기하는 사람도 있겠지만 아직 늦지 않았다. 생각났을 때 실천해야 하듯이, '평생 건강한 뇌'를 위해 노력하기에 늦은 때는 없다.

10년 전까지만 해도 뇌는 한번 형성되면 그 형태가 바뀌지 않으며 이후 쇠퇴일로를 걸을 뿐이라는 인식이 일반적이었다.

그러나 그렇지 않다. 뇌는 나이가 들어도 그 네트워크를 가동해 기능을 향상시키며, 기억을 담당하는 해마에 이르면 신경 세포 자체가 새롭게 태어난다는 사실도 밝혀졌다.

행복하게 산다는 것은 '뇌를 건강하게 유지한다'는 것과 같은 의미다. 그리고 다행히 건강한 뇌를 유지하기 위해 일상에서 간단히 실천할 수 있는 방법은 많다. 이 책을 읽고 오늘부터 '평생 건강한 뇌'를 위한 생기 넘치는 생활을 꼭 시작하기를 바란다.

도호쿠대학교 가령의학연구소

다키 야스유키

차례

제3장 | 치매의 정체가 궁금하다

제4장 | 뇌에 이로운 것과 해로운 것

제5장 | 생활 습관만 바꿔도 뇌가 깨어난다

제6장 | 잘 자는 아이가 잘 자란다

제7장 | 우리의 뇌는 포기하지 않는다

제1장

'평생 건강한 뇌'는 스스로 만들 수 있다

01

겉모습을 보면 뇌를 알 수 있다

내가 연구하는 주요 내용 중 하나는 피험자의 뇌 MRI 영상이다. MRI란 인체 내부 정보를 자력을 이용해 3차원으로 촬영하는 획기적인 의료 장치다. 이 MRI를 통해 뇌나 신체 내부를 구석구석까지 원형 단면 상태로 볼 수 있다.

오랜 기간 이 분야 연구를 해서인지 나는 사람을 만나면 그 사람의 뇌가 보인다. 한 70세 남성이 MRI 촬영실에 들어왔다고 가정해보자. 얼핏 봐도 몸가짐이 상당히 단정하고 전체적으로 멋스러운 분위기를 풍긴다. 말투도 점잖고 목소리에서 젊은 기운이 느껴진다.

이 정도로도 내 머릿속에는 이 남성의 뇌 MRI 영상이 선명하게 떠오른다. 물론 아직 MRI 촬영을 하기 전이다. 그렇다면 내 머릿속에는 어떤 영상이 떠오른 것일까? 바로 뇌의 중추인 전두엽을 비롯해 그 주변으로도 거의 위축이 일어나지 않은 건강한 뇌의 영상이다.

그동안 연구소에서 뇌 MRI 영상 데이터를 해석하면서, 그리고 병원에서 영상 진단을 해오면서 16만 명에 육박하는 사람들의 뇌 영상을 봤다. 15년간 마치 습관처럼 해온 일이지만 되돌아보면 스스로도 놀랄 만한 숫자다.

이런 경험을 통해 깨달은 것이 있다면, '몸가짐과 뇌 영상은 대부분 동일하다'는 것이다. 몸가짐이 바른 사람의 뇌는 실제 나이가 70대라도 때로는 50~60대의 뇌로 보이기도 한다. 그러나 같은 70대라도 몸가짐이 틀어진 사람의 뇌는 상당히 위축되어 있을 때가 많다. 몸가짐이 늙었다는 것은 결국 뇌도 늙었다는 뜻이다.

멋스러운 사람, 말투가 점잖은 사람, 타인과 원활하게

소통하는 사람의 뇌는 젊음을 유지한다. 그러나 남들에게 보이는 자신의 모습을 개의치 않고, 말투가 불분명한 사람은 대개 뇌의 위축이 진행 중이다. 일본에는 '이름이 실체를 드러낸다'는 말이 있는데, 그야말로 '몸이 뇌를 드러낸다'는 말과 딱 들어맞는다. 뇌가 건강하므로 복장도 단정하게 할 수 있다. 반대로 자신의 몸가짐이나 말투에 대해 늘 생각하고 마음을 쓴 덕분에 뇌가 건강할 수도 있다. 이는 곧 '표리일체'이자 닭과 달걀의 관계와도 같다. 이처럼 인간은 여러 가지가 복합적으로 얽혀서 현재의 상태에 이르는 것이다.

따라서 이 정정한 70세 남성과 달리, 나이가 들어 뇌의 위축이 진행된 사람은 인지력이 떨어져서 자신의 몸가짐을 단정히 하기가 힘들어진다. 나는 오랜 기간 수많은 데이터를 분석하면서 얻은 경험을 통해 '겉모습에서 느껴지는 인상과 뇌의 건강 상태가 다르지 않다'는 것을 깨달았다.

02

4개의 데이터로 보는 미래의 뇌

사회가 고령화되면서 치매가 사회 문제로 대두되고 있는 지금, 우리는 치매 예방을 위해 네 분야의 데이터를 취합해 분석을 진행하고 있다. 인지력, 생활 습관, 유전자, 뇌 MRI 영상이 네 분야에 해당한다. 이 데이터들을 종합적으로 분석해 '치매 예방법'을 도출하는 것이다.

먼저 인지력 데이터는 인지력 테스트를 실시해 지능과 기억력을 측정하고 수집한다. 생활 습관 데이터는 수면 시간, 식습관, 음주, 흡연 빈도와 양, 취미, 운동의 경향 등 모든 생활 습관 관련 상세 정보를 수집한다. 유전자 데이터는 혈액과 타액에서 유전자를 채취한다. 우리 연구에서 특히 중요하게 여기는 뇌 MRI 영상 데이터는 일회성 데이터 수집에 그치지 않는다. 수년 후에 다시 정보를 제공받고 지속적인 추적 조사를 거쳐 데이터를 수집한다.

전 세계에서 진행하고 있는 역학 연구는 수천수만 명을 대상으로 설문지를 배포해 정보를 기입하는 방법이나 혈액을 채취하는 방법 등을 주로 사용한다. 그러나 우리 연구소처럼 뇌의 MRI 영상을 데이터로 활용하고 있는 곳은 아직 많지 않다. 영국의 UK바이오뱅크나 네덜란드의 로테르담 엘더리 스터디Rotterdam Elderly Study 같은 연구소에서 역학 연구에 뇌 MRI 영상 데이터를 도입하고 있지만 아직 초기 단계다.

도호쿠대학교의 ToMMo는 동일본대지진 복구를 위해 지역 주민들의 건강을 지키는 목적으로 탄생했으며, 나도 이곳에 소속되어 있다. 이 기구와 가령의학연구소 데이터를 합치면 뇌 MRI 영상 역학 데이터는 그 어떤 나라도 따라올 수 없을 만큼 세계 최고 수준을 자랑한다.

그렇다면 뇌 MRI 영상은 데이터로서 얼마나 중요할까? 뇌 MRI 영상은 뇌의 형태뿐 아니라 뇌의 기능, 혈류량, 나아가서는 백질이라고 부르는 뇌의 네트워크가 지나가는 깊숙한 부분의 정보까지 볼 수 있다. 이 모든 것은 뇌의 상태를 아는 데 굉장히 중요한 정보다.

그 밖에도 뇌가 어떻게 발달하는지, 그리고 무엇을 했을 때 뇌의 어느 부분이 활동하는지 등 다양한 정보를 뇌 MRI 영상으로부터 얻을 수 있다.

자기와 전파를 사용하는 MRI 장치는 뇌와 체내를 3차원 단면 영상으로 볼 수 있게 해준다. 의학 분야에 획기적인 기여를 한 공을 인정받아 2003년에는 MRI 장치 개발자가 노벨물리학상을 받기도 했다. 현재 우리가 몰두하고 있는 치매 예방에도 이런 MRI 영상이 큰 역할을 하고 있다.

03

평균 수명과 건강 수명을 동일하게

현재 일본인의 평균 수명은 남성이 80.2세, 여성이 86.6세로 알려져 있다. 일본은 남녀 평균 수명 84세로 세계 최장수국이다. 오래 산다는 것은 기쁜 일이지만 지금으로서는 마냥 기뻐할 일은 아니다. 일본에서 평균 수명과 건강 수명 간 차이는 약 10세나 되기 때문이다.

건강 수명은 일반인에게는 익숙하지 않은 용어로, '다른 사람의 도움 없이 자립 생활을 할 수 있는 기간의 수명'을 뜻한다. 참고로 일본인의 건강 수명은 남성이 70.4세,

여성이 73.6세다. 전체적으로도 72.0세로 세계 최고의 수치다. 하지만 평균 수명과 비교해보면 남녀 모두 평균 수명과 건강 수명 사이에 10년 이상 차이가 있다는 것을 알 수 있다.

즉 건강 수명을 마치고 평균 수명에 이를 때까지 약 10년 동안은 질병으로 간병이 필요하거나 꼼짝없이 누워만 있어야 한다는 사실을 이 수치를 통해 알 수 있다. 여러분도 주변에 고령으로 간병이나 의료 혜택을 필요로 하는 사람들이 많아졌다고 체감할 것이다.

골절이나 관절 질환 등 운동 기능 장애나 뇌혈관 장애, 치매 또는 심장 질환이나 쇠약 등 그 원인은 다양하다. 하지만 이 중에서도 전체의 40%를 뇌혈관 장애나 치매 등 뇌 관계 질환이 차지하고 있다. 특히 간병률이 가장 높은 5대 질병을 살펴보면 1위가 뇌혈관 질환으로 34.5%, 2위가 치매로 23.7%를 차지하며 전체의 60%에 육박한다.

이렇게 뇌혈관 장애나 치매 등이 건강 수명을 크게 낮추는 현실을 보고 있으면 건강 수명을 오래 유지하고 싶다는 바람이 더욱 간절해진다. 나 자신뿐 아니라 가족에게 불편을 주지 않기 위해서라도 건강 수명을 1년이라도 더 늘리고 싶은 것이 우리 모두의 공통된 마음이다.

그렇다면 평균 수명과 건강 수명을 일치시키기 위해 어떻게 해야 할까? 뇌를 건강하게 유지하는 것이 '인간으로서 행복하게 살아가는 것'이다. 우리 연구의 궁극적인 목표는 바로 평균 수명과 건강 수명을 일치시키는 데 있다.

04

65세 이상 인구의 5분의 1이 예비 치매 환자

2025년에는 최대 730만 명, 다시 말해 65세 이상 인구의 5분의 1이 치매 환자가 될 가능성이 있다. 이는 2015년 1월에 일본 후생노동성MHLW이 발표한 치매 환자 추정치다.

2015년 기준 65세 이상의 고령 인구는 약 3,300만 명으로 이 중 치매 환자 추정치는 517만 명이다. 고령자 인구의 16%나 차지하는 수치인데 매우 심각한 상황이다. 그러나 10년 후인 2025년에는 1948년 전후로 태어난 세대가 75세를 넘어가면서 치매 환자 수치가 껑충 뛰어오를 것으로 전망되고 있다.

이대로 가면 2040년에는 치매 환자가 최대 953만 명, 즉 고령자 인구의 4분의 1에 다다른다. 더 나아가 2060년에는 1,154만 명으로 3명 중 1명이 치매 환자라는, 연구자 입장에서 봐도 걱정스러운 상태가 될 것이다.

이보다 더 심각한 것이 있다. 치매 예비군은 2015년 기준 400만 명으로 추정되고 있다. 치매 예비군은 정확히 말해 경도 인지 장애MCI: Mild Cognitive Impairment로, 정상인과 치매 환자의 중간 단계를 말한다. 인지 기능 영역인 기억하고, 결정하고, 생각하고, 실행하는 기능 가운데 한 가지에 장애가 있으나 일상생활에는 지장이 없는 상태다. 단, 방치하면 인지 기능 저하가 계속되어 그중 50%는 치매로 진행된다고 한다. 이런 치매 예비군과 치매 환자를 합하면 920만 명으로, 65세 이상 인구의 4명 중 1명이 어떤 형태로든 치매를 앓고 있는 셈이 된다.

고령자 세대에는 그 밖에도 심각한 문제가 뒤따른다. 후생노동성이 발표한 '2013년도 국민 생활 기초 조사'에 따르면 65세 이상의 인구를 포함한 가구는 2,242만 명으로, 그중 고령자 가구(18세 미만 미혼자의 동거 포함)는 1,161만 세대로 절반 이상을 차지한다. 그중 부부 둘만으로 구성된 2인 가구는 551만 3,000세대로 48%, 1인 가구는 573만 명으로 49%나 차지하고 있다.

현재 일본의 간병 실태를 보면 시설의 수나 인력 부족, 간병 보험 부담과 간병 인정 문제 등 미해결 과제가 산적해 있다. 노부부만 사는 가구와 고령자 혼자 사는 1인 가구를 합해 1,000만 세대가 훌쩍 넘는, 머지않아 노인이 노인을 간병하는 상황에서 치매 환자가 다른 치매 환자를 돌보는 일이 드물지 않은 사회가 도래할 것이다. 또한 1인 가구 치매 환자가 증가하면서 다양한 형태의 사고도 늘어날 것이다.

05

'평생 건강한 뇌'는 1차 치매 예방부터

이런 데이터를 보면서 앞으로 우리는 어떻게 될까 하고 불안해하는 사람도 적지 않을 것이다. 따라서 우리 연구자들은 예측에만 의존하지 않고 현재와 미래를 어떻게 하면 좋은 방향으로 바꿔갈 수 있을지 진지하게 연구하고 있다. 중요한 사실은 치매가 발병한 다음이 아니라 치매를 어떻게 예방할 것인가, 그리고 치매 예비군을 어떻게 개선해나갈 것인가다.

이를 실현하기 위해 중요한 것이 바로 예방 의학이다.

예방 의학은 3단계로 나뉘는데, 먼저 3차 예방부터 설명하자면 이미 병에 걸린 사람이 더 나빠지지 않도록 하는 것이 이 단계에 해당한다. 즉 이미 치매가 발병한 사람은 이 3차 예방을 통해 병의 진행을 늦추는 것이다.

그 전 단계인 2차 예방은 조기 발견 및 조기 치료를 담당하는 단계다. 치매 예비군으로 진단받은 사람은 이 2차 예방을 통해 상태를 개선할 수 있다.

그리고 가장 중요한 것이 발병되지 않도록 미연에 방지하는 1차 예방이다. 지금 건강한 사람은 1차 예방을 통해 치매를 확실하게 예방해야 한다. 안타깝게도 현대 의학은 3차 예방 중심이지만, 앞으로 찾아올 초고령 사회에 대응하려면 1차 예방이 더욱 중요하다.

06

수정란에서 시작되는 '평생 건강한 뇌'

어떻게 1차 예방을 실현해나갈지가 몹시 중요하지만 아직 매우 어려운 과제다. 인간은 한 사람 한 사람이 유전적으로나 체질, 환경 인자가 모두 달라서 의학적으로 일률 대응이 불가능하다. 결국 한 사람 한 사람에게 적합한 치료를 해야 한다.

이렇게 어려운 치매 1차 예방을 실현할 유일한 가능성이 있다면 바로 우리를 비롯해 전 세계적으로 이루어지고 있는 역학 연구일 것이다. 방대한 데이터를 분석해 '이런 유전자, 이런 체질을 가진 사람이 이런 생활 습관을 가지고 지내면 이런 병에 걸리지 않는다'는 사실을 밝히는 것이다. 우리 연구는 인지력이나 뇌 MRI 영상 데이터까지 집적해 치매 예비군의 증상 개선과 치매 예방 그 자체를 실현하고 있다.

삶이 끝나는 순간까지 건강한 머리로 인지력을 건강하게 유지한 상태로 생활할 수 있다면 가장 이상적인 삶이자 인생의 행복일 것이다. 이것을 가능하게 하는 것이 우리가 주장하는 '평생 건강한 뇌'다.

일반적으로 뇌 연구는 발달심리학 분야라면 아동, 치매 연구라면 고령자와 같이 그 대상이 제한적이다. 하지만 우리 가령의학연구소에서는 수정란에서 시작해 평생에 걸친 장기간을 연구 대상으로 삼고 있다. 이는 세계적으로 드문 경우라고 할 수 있다.

이런 관점으로 연구를 지속하며 매일의 생활 습관이 대단히 중요하다는 것을 깨닫고 있다. 예를 들어 오랜 세월을 대충 살다가 병에 걸린 다음에야 고쳐야지 생각하면

당연히 어려울 수밖에 없다. 뇌도 마찬가지다. 뇌를 평생 건강하게 유지하려면 인지력이 떨어진 뒤에 무엇인가를 하기보다는 아동기에는 아동기에 맞게, 성인은 성인으로서, 중년이 되면 중년으로서 할 수 있는 일을 해야 한다. 마찬가지로 고령자도 고령자로서 실천할 수 있는 것들이 많다. 평생에 걸쳐 매일의 생활 습관을 소중히 여기는 것이야말로 '평생 건강한 뇌'를 갖기 위한 기본 원칙이다.

07

자연을 거스르는 안티 에이징

현재 우리 연구실은 도호쿠대학교 가령의학연구소 내 스마트 에이징 동棟에 자리하고 있다. 건물명인 '스마트 에이징'은 우리의 연구 주제를 이름으로 붙인 것이다.

요즘은 어디를 가도 항노화, 다시 말해 '안티 에이징'이라는 말을 쉽게 들을 수 있다. 안티 에이징 식품, 안티 에이징 미용을 비롯해, 거리에는 안티 에이징을 표방한 상품이 넘쳐난다. 에이징이란 가령加齡, 즉 나이 드는 것을 말한다. 부정의 뜻을 지닌 접두사 '안티'를 붙여 '나이 드는 것을 부정한다'는 뜻이다. 나이가 드는 것을 부정한다는 것은 나이가 들고 노인이 된다는 것을 인정하고 싶지 않다는 마음의 표현이기도 하다. 그래서인지 안티 에이징이라는 말에서 나이가 드는 현재의 자신과 지금까지의 인생을 부정하는 듯한 어감도 느껴진다.

누구나 나이가 들면 외적인 아름다움이나 운동 능력, 인지력 등 여러 능력이 쇠퇴해간다는 것을 인정하고 싶지 않은 마음은 마찬가지일 것이다. 그러나 무조건 젊어야 한다거나 젊음이 최고라는 데 가치를 둔다면, 늘 젊음에 집착해 나이 드는 것을 두려워하며 살아가야 한다. 바꿔 말하면 나이 드는 것은 괴로운 것, 허무한 것, 불행한 것이 되고 마는 것이다.

다시 말하면 '안티 에이징'이란 나이 드는 것을 노화로 받아들여 이를 부정하거나 방지하려는 노력이다. 그렇다면 과연 이런 생각이 우리에게 풍요로운 노후를 가져다줄까?

08

안티 에이징보다 스마트 에이징

우리 연구소가 지향하는 '스마트 에이징'에는 나이 드는 것 자체가 멋진 일이라는 생각이 깔려 있다. 스마트 에이징의 '스마트'는 말 그대로 현명하다는 의미다.

분명 나이가 들면 여러 능력이 떨어지고 괴로운 일도 빈번해진다. 하지만 나이가 든다는 것은 오랜 세월에 걸친 지식과 교양, 쌓인 인맥이 가져다주는 풍요로움이 더 커진다는 뜻이기도 하다. 안티 에이징이 나이 드는 것을 부정적이고 소극적으로 받아들이는 데 반해, 스마트 에이징은 나이가 드는 것을 지적으로 성숙해지는 인생의 발전으로 보고 이를 긍정적이고 진취적으로 받아들인다.

우리 연구소에서는 나이 드는 것을 부정하는 대신 나이가 들면서 생기는 변화에 현명하게 적응하고 그런 생활을 지속해 풍요로운 노후를 만들어가는 라이프스타일을 권장하고 있다. 우리가 주장하는 '평생 건강한 뇌'도 바로 이 스마트 에이징과 일맥상통하는 개념이다.

제2장

행복을 위한 열쇠는 전두엽이 쥐고 있다

01

흥미진진한 우리의 뇌

최근 TV나 잡지에서 날마다 치매를 화제로 다루면서 뇌에 대한 관심이 높아지고 있다. 그러나 뇌에 대한 정보를 단편적이고 극단적인 사례로만 다루는 탓에 뇌에 대한 기본적인 이해를 돕기에는 턱없이 부족해 보인다.

'평생 건강한 뇌'를 유지하려면 먼저 뇌에 대해 정확히 아는 것이 가장 중요하다. MRI 장치의 발명으로 뇌 연구는 비약적으로 발전했지만 아직 뇌의 모든 것을 알았다고 단정할 수는 없다. 나는 뇌에 대해 연구할수록 흥미롭고 신비로운 사실을 깨닫는 동시에, 불가사의한 뇌의 구조에 감탄하고 있다. 예를 들어 남성과 여성은 뇌가 다르고, 뇌의 부피와 명석함이 관계가 있다는 것을 알 수 있다. 또 뇌가 어떻게 생성되고 어떻게 쇠퇴되는지, '인간다움'은 뇌의 어느 부분이 결정하는지 등도 알 수 있다. 제2장에서는 뇌가 얼마나 신비롭고 흥미로운지 살펴볼 것이다.

02

여성의 뇌는 남성의 뇌보다 나이에 강하다

남성의 뇌와 여성의 뇌, 어느 쪽이 나이 드는 것에 강할까? 남성의 입장에서 안타깝기는 하지만 여성이 우세하다. 여성의 뇌가 남성의 뇌보다 나이 드는 것에 강하다는 뜻이다. 그 열쇠를 쥐고 있는 것이 바로 여성 호르몬 '에스트로겐'이다. 에스트로겐은 여성의 몸을 지키는 호르몬으로, 폐경을 맞을 때까지 꾸준히 분비된다. 에스트로겐은 여성스러운 몸을 만들 뿐 아니라 뼈와 혈관을 튼튼하게 하고 콜레스테롤의 균형을 잡아주는 등 많은 기능을 담당하고 있다. 이 에스트로겐이 뇌를 지키는 일에도 관여해서 여성의 뇌가 남성의 뇌보다 나이 드는 것에 영향을 덜 받는 것으로 보인다.

연령별로 각각 남녀의 뇌 영상으로 비교해보자. 남성의 뇌는 20세 무렵부터 일정한 속도로 부피가 줄어드는 데 반해, 여성의 뇌는 50세 무렵까지는 그 감소의 폭이 완만하다. 이는 우리의 연구로 밝혀진 사실이다. 여성의 뇌는 50세를 넘겨야 남성과 같은 속도로 부피가 감소한다. 즉 여성은 에스트로겐이 뇌를 보호하는 기능을 하는 덕분에 상당히 높은 연령이 되어도 뇌의 부피가 유지된다. 반면 에스트로겐 분비가 적은 남성은 젊을 때부터 뇌의 부피가 감소하는 속도가 빠르다. 같은 남성 입장에서 안타까운 일이지만 성별에 따른 차이는 어쩔 수 없이 받아들여야 한다.

또 남성의 뇌와 여성의 뇌는 형태와 기능 면에서도 차이가 있다. 나중에 자세히 설명하겠지만, 전두엽과 측두엽에 있는 언어를 담당하는 베르니케 영역과 브로카 영역의 부피는 일반적으로 여성이 커서 언어 능력도 남성보다 여성이 뛰어나다. 말하고 소통하는 데 필수적인 언어 능력이 남성보다 여성이 더 좋다는 사실은 이미 잘 알려져 있다.

더불어 베르니케 영역과 브로카 영역은 문자를 이해하거나 쓰는 기능도 담당한다. 일본 문학의 최고봉으로 알려진 《겐지 이야기》(11세기 초에 왕조 귀족들의 사랑과 인간관계를 풍부한 상상력과 아름다운 문체로 그린 장편 소설-옮긴이)를 여성 작가 무라사키 시키부가 썼다는 점이나 아쿠타가와상(소설가 아쿠타가와 류노스케의 문학적 업적을 기려 제정된 상-옮긴이) 수상자 중에 여성이 많다는 점도 여성의 언어 능력이 월등하다는 것을 증명하는 셈이다.

한편 남성은 공간을 인지하거나 논리적인 사고력을 관장하는 두정엽의 부피가 커서 이에 해당하는 능력이 높다고 알려져 있다. 여성보다 지도를 잘 본다거나 이야기를 들어달라는 여성의 요구를 귀찮아하는 것도 그렇고, 바로 해결책을 찾지 않으면 답답해하는 성향 모두 이런 뇌의 차이에서 나오는 것이다.

03

남성의 뇌와 여성의 뇌는 다르다

남녀의 뇌는 왜 다를까? 이는 인류의 긴 역사와 깊은 관계가 있어 보인다. 수만 년 동안 남성은 오랜 세월 사냥을 위해 바깥에서 생활했다. 강이나 바다, 산의 지형을 보고 사냥감이 있을 만한 곳을 추측했고 지형을 고려하면서 사냥감을 몰았다. 그렇게 제법 멀리까지 갔어도 집으로 무사히 돌아오는 등, 목숨을 걸고 사냥을 한 덕분에 공간 인지력이 발달했다고 한다. 한편 여성은 남성이 사냥을 하는 동안 아이를 키우면서 집을 지키고자 이웃과 공동체를 형성해야 해서 사회성이나 언어 능력이 발달했다는 논리다. 뇌의학적인 입장에서 봐도 이런 역사적 배경은 진실에 가깝다.

남성이라면 한 번쯤 여성들에게 "이야기를 좀 더 잘 들어주면 좋을 텐데"라는 말과 함께 소통 능력이 떨어진다는 비난을 들어봤을 것이다. 그러나 뇌의 역사를 볼 때 이는 뇌의 문제이지 성격의 문제가 아니다. 소통 능력과 상대방의 기분을 이해하는 공감 능력이 여성보다 남성이 낮은 이유도 뇌의 형태나 기능 면에서 어느 정도 태생적인 부분이 있다. 물론 '내 탓이 아니야. 남자는 원래 뇌가 그렇게 생겨서 그래'라는 말은 여성 입장에서는 납득하기 어려울 것이다. 그러니 나를 비롯해 남성들이 좀 더 노력해야 할 것 같다.

부인과 사별한 남성과 평생 독신인 남성의 수명은 남성 전체의 평균 수명보다 짧다는 데이터가 있다. 여성은 남편을 잃고 고령이 되어도 비교적 활발하게 사회 교류를 하면서 살아가는 데 반해 남성은 좀처럼 그렇지 못한 까닭이다. 소통 능력이 떨어지기 때문에 부인과 사별한 남성이나 독신 남성은 고령이 될수록 사회와 이어지는 연결 고리가 점점 약해진다. 이런 경향은 치매의 위험을 높이고 다양한 스트레스가 뇌혈관 장애의 위험으로 이어져 수명이 짧아지는 것으로 추정하고 있다. 물론 사람들과 이야기하기를 즐기고 커뮤니케이션 능력이 뛰어난 남성도 간혹 있다. 이런 경우 뇌의 형태가 여성에 가까울 확률이 높다.

이렇듯 뇌는 그 모양만으로도 운명을 좌우할 수 있다. 만약 사회성이 뛰어난 여성이 남성보다 오래 산다면 이는 분명 뇌의 모양과 관련한 필연성이 존재할 가능성이 있다.

04

자폐 아동은 극단적인 남성의 뇌를 가지고 있다

현재 우리는 '자폐 아동의 뇌'에 관한 연구도 진행하고 있는데, 그 과정에서 자폐 아동의 뇌와 남녀 간 뇌의 차이에 깊은 연관이 있다는 사실을 알게 되었다. 자폐 아동의 뇌는 개인차가 있지만 일반적으로 논리적인 사고력이 뛰어난 반면, 언어나 커뮤니케이션 능력이 낮다. 또 사람의 기분을 이해하거나 감정 이입이 어렵다. 그런 뇌의 형태와 특징이 남성에 특화되어 있어 이를 '초남성Super Male'이라고 부르는 연구자도 있다.

실제로 자폐 아동은 언어와 커뮤니케이션 기능을 담당하는 뇌 영역에 발달 이상을 보일 때가 있다. 또 상대방의 표정을 보고 화가 났는지, 슬픈지, 겁에 질려 있는지와 같이 희로애락을 인지하는 데 서툴다. 그러다 보니 상대방의 괴로움을 보고 그 사람 입장에서 이해하는 공감 능력이 떨어진다. 즉 자폐 아동의 뇌는 남성 뇌의 특징을 극단적으로 드러낸다.

그러나 자폐 아동의 능력 자체가 정상 아동과 거의 다르지 않다는 것을 보여주는 사례도 많다. 그래서 자폐 아동이 단지 관심 영역에서만 능력을 발휘하는 것이라는 사람들도 있다. 우리도 이 견해에 동의한다.

실제로 자폐 아동의 능력을 다른 방식으로 할당해서 사용하면 오히려 더 풍부한 능력과 재능을 발휘하는 경우가 적지 않다. 지적 장애나 발달 장애가 있지만 특정 분야에서는 놀라운 능력을 발휘하는 서번트 증후군에 속하는 사람들이 있다. 예를 들어 어떤 경치를 한번 보고서 아주 자세한 것까지 정확하게 묘사해내거나, 백과사전을 덮고

한 번 본 페이지를 전부 기억해내기도 한다. 원주율의 몇 백 번째 자릿수가 틀렸다면 그 자리에서 바로 지적해내기도 하고 몇 만 년 후의 특정일이 무슨 요일인지 맞히는 등 두드러진 능력을 가지고 있다.

이런 서번트 증후군은 그야말로 논리적인 사고력이나 공간 인지력이 뛰어난 남성의 뇌가 가장 극단적으로 발휘된 모습일 것이다.

05

뇌의 부피와 명석함은 비례한다

'머리가 좋은 사람은 뇌가 크다'는 말을 들어본 적이 있을 것이다. 근거 없는 말은 아니다. 하지만 정확하게 말하면 뇌 전체가 엄청나게 크다는 뜻이 아니라 뇌의 특정 영역이 크다는 뜻이다.

뇌는 영역마다 기능이 다르다. 영역별로 언어를 이해하고 움직임이나 공간을 인지하듯이, 영역에 따라 저마다 다른 기능을 담당하고 있다.

뇌를 단면으로 관찰해보면 확연히 색이 다른 두 층으로

이루어져 있다. 뇌의 표면에 해당하는 층은 '회백질'이라고 하는데 신경 세포가 모여 있다. 내부에 해당하는 '백질'은 신경 세포를 서로 연결하는 네트워크 역할을 하는 조직 덩어리다. 회백질은 뇌의 깊은 곳에서도 일부 보인다. 특히 고차원의 인지 기능은 이 회백질의 부피가 크면 클수록 높다.

앞서 등장했던 측두엽의 베르니케 영역과 전두엽의 브로카 영역의 크기와 언어 능력의 관계, 그리고 남성의 두정엽 크기와 논리적인 사고력 사이의 관계가 바로 이 '뇌의 부피와 능력은 비례한다'는 사실을 증명한다. 일반 상식 퀴즈에 강한 사람은 측두엽 영역의 부피가 클 가능성이 높다. 일반 상식 같은 기억을 '의미 기억'이라고 하는데, '의미 기억'의 기능을 관장하는 것이 바로 측두엽 앞쪽이다. 또 바이올리니스트나 피아니스트들은 손가락을 움직이는 영역, 다시 말해 운동과 관련된 대뇌 피질의 부피가 크다. 이 부분은 여성의 베르니케 영역과 브로카 영역이나 남성의 두정엽이 선천적으로 큰 것과 달리, 태어난 뒤로 경험이 쌓이면서 뇌에 변화를 일으킨 결과다. 뇌는 사용할수록 그 영역에 존재하는 뇌세포 간 네트워크를 증가시켜 부피가 커진다는 뜻이다.

이렇게 '뇌가 큰 사람은 머리가 좋다'는 말은 뇌의 특정 영역이 큰 사람은 그 영역이 담당하고 있는 능력이 뛰어나다는 뜻에서 사실이라고 할 수 있다.

또한 뇌 MRI 영상을 통해 뇌의 회백질을 보면서 뇌의 상태를 어느 정도 볼 수 있다는 것은 우리 의학 연구자들에게 매우 중요한 기회다.

06

뇌의 내부는 회사와 비슷하다

인간의 뇌 속을 들여다보면 그 구조가 회사 조직과 몹시 비슷하다. 잠시 회사 구조를 떠올려보자. 먼저 총무, 인사, 영업, 개발과 같이 몇 개의 부部로 나뉜다. 부는 다시 다양한 과課로 나뉘는데, 저마다 다른 역할을 수행한다.

그러면 인간의 뇌는 어떨까? 언급한 대로 회사와 구조가 유사하다. 먼저 대뇌, 소뇌, 간뇌라는 3개의 부로 나뉜다. 전체의 약 80%를 차지하는 대뇌는 다시 전두엽, 측두엽, 두정엽, 후두엽 등 4개의 과로 나뉜다. 그 안에는 다시 여러 개의 계係가 있다.

잠깐만 한 손을 쫙 펴서 이마 근처를 감싸듯 만져보자. 그곳이 바로 전두엽이다. 두 손을 편 다음 양쪽 귀 전체를 감싸보자. 그곳이 바로 측두엽이다. 어릴 때 착한 일을 하면 어른들이 쓰다듬어주던 머리 윗부분이 두정엽이고, 골치 아플 때 무심코 눌렀던 머리 뒷부분은 후두엽이다. 후두엽 조금 아래쪽에는 옆 부서인 소뇌가, 바로 아래쪽에는 간뇌가 이어져 있다. 대략 뇌 속의 배치는 이런데, 상세한 뇌 구조는 203쪽을 참고하기 바란다.

07

인간다움의 비밀은 전두엽에 있다

뇌가 일을 처리하는 방식도 회사와 똑같다. 회사의 다양한 부서는 각기 다른 역할을 한다. 단독으로 책임을 지고 일하지만 내용에 따라 다른 부서와 연계하기도 하고 다른 부서에 문제가 생기면 도와주기도 한다.

뇌도 마찬가지다. 각 영역에서 주어진 역할을 하고 있으며 다른 영역과 신경 세포를 연결하면서 협조한다. 이렇게 도와가면서 매일 임무를 수행하는 뇌는 일을 하면 할수록 능력이 향상되는 것도 회사와 아주 비슷하다.

모든 회사에는 경영을 관장하는 중추 기관이 있다. 회사 경영에서 가장 중요한 부서일 것이다. 이런 기능을 담당하는 부서가 뇌에도 있다. 바로 가장 큰 부서인 대뇌 속에 있는 전두엽이다. 전두엽은 언어를 말하고, 커뮤니케이션을 하고, 사고를 하고, 의사 결정을 하고, 의식을 하고, 주의를 집중하거나 분산하고, 행동을 제어하고, 일시적인 충동을 제어하고, 새로운 것을 창조하고, 기억을 조절하는 등 인간으로서 지니는 최고도의 기능을 담당하고 있다.

이런 기능은 전두엽 맨 앞에 있는 전전두엽 피질에 집중되어 있는데, 크기는 회백질 전체의 30%를 차지한다. 이렇게 중요한 영역을 가지고 있는 생물은 인간 외에는 존재하지 않는다. 생물학적으로 봤을 때 인간은 크게 발달한 전전두엽 피질을 가진 동물이라고 정의할 수 있다. 즉 '인간다움' 또는 '인간의 마음'은 바로 전두엽에 있으며 전두엽이야말로 인지력 그 자체라고 할 것이다. 결국 사람이 죽을 때까지 인간다움을 잃지 않고 행복하게 지내기 위한 열쇠는 바로 전두엽, 특히 전전두엽 피질에 있다.

08

전두엽은 마지막에 생성되고
가장 먼저 무너진다

뇌는 어떻게 만들어질까? 인간의 몸은 전체적으로 균형에 맞게 조금씩 발달한다. 이와 달리 뇌는 무척이나 독특한 방식으로 만들어진다. 주로 뒤쪽에서 앞쪽으로 발달한다. 뇌 발달은 뇌의 혈류량과 관계가 깊은데, 아동기 뇌의 혈류량을 분석한 우리 연구 데이터도 이런 사실을 증명해 주고 있다. 따라서 가장 먼저 발달하는 것은 머리 뒷부분인 후두엽이다. 주로 사물을 보는 기능을 하는 후두엽은 생후 수개월부터 1~2년 사이에 발달하며 나이가 들어도 마지막까지 유지된다.

마찬가지로 소리를 듣는 기능을 하는 측두엽도 일찍 발달한다. 원시 시대에는 인간도 하나의 동물로서 적을 보고 듣지 못했다면 살아남을 수 없었으므로, 뇌는 생존에 필요한 부분부터 발달한 것으로 보인다. 게다가 측두엽에는 기억과 언어 이해 관련 영역도 있는데, 이 영역은 듣는 기능을 하는 영역 다음으로 발달한다.

이렇게 동물로 생존하는 데 필요한 후두엽과 측두엽이 발달한 뒤에 마지막으로 완성되는 것이 인간으로서 살아가는 데 필요한 전두엽이다. 흥미롭게도 전두엽 안에서도 역할마다 만들어지는 순서가 다르다. 비교적 단순한 운동 기능 등을 담당하는 부분은 일찍 발달하지만, 판단과 생각, 커뮤니케이션같이 인간다움을 상징하는 기능을 맡는 전전두엽 피질은 맨 마지막에 발달한다. 일반적으로 12세 전후의 사춘기를 지난 시점에야 완성되는 것으로 알려져 있다.

더구나 우리 뇌는 부조리한 구석이 있다. 겨우 완성되었나 싶으면 바로 나이가 들면서 위축되기 시작하기 때문이다. 그것도 맨 마지막에 생긴 전두엽의 전전두엽 피질부터 위축된다. 뇌 위축 과정은 마치 뇌가 완성에 이르는 과정을 담은 영상을 되감기해서 보는 것과 같다. 따라서 나이 앞에서는 전두엽이 가장 취약하다고 할 수 있다. 인간만이 지닌 고차원의 능력부터 무너져가고 동물로서 생존하는 데 필요한 능력이 맨 마지막까지 남는 것이 바로 인간 뇌가 지닌 불가사의다.

09

뇌 속에 놓이는 고속도로

뇌의 형성 과정에는 또 한 가지 흥미로운 점이 있다. 뇌의 회로를 일반 도로에 비유해보면, 사람이 태어나면서 뇌는 순식간에 일반 도로를 만든다. 어느 정도 도로가 완성되면 많은 일반 도로 중에 자주 사용하는 도로를 견고하고 기능성이 뛰어난 고속도로로 만들어간다. 반대로 별로 사용하지 않는 일반 도로는 차차 허물어버린다.

맨 먼저 방대한 수의 신경 세포가 각각 정확한 위치에 배치된다. 도로는 하나하나의 신경 세포와 신경 세포가 서로 연결되면서 만들어진다. 각각의 신경 세포는 2개의 가지, 즉 전달 정보를 다른 세포로 보내는 가지와 다른 세포로부터 받아들이는 가지를 가지고 있다. 이는 마치 콘센트와 플러그 앞에 각각 가지가 달린 것과 같다. 전달 정보를 보내는 가지는 하나로 길고, 받아들이는 가지는 여러 개로 복잡하게 나뉘어 있다.

각각의 세포는 저마다 어울리는 세포에 그 가지를 뻗고 접속 코드를 연결하듯이 속속 결합하여 회로를 만든다. 이런 회로가 어느 정도 완성되면 자주 사용하는 부분은 정보를 좀 더 빨리 전달할 수 있는 고속도로로 바뀐다. 별로 사용하지 않는 부분은 가지를 잘라 연결을 끊는 것이다. 이렇게 많이 만들어둔 일반 도로를 고속도로로 바꾸거나 자주 쓰지 않는 도로를 허물어버리는 기준은 사용빈도다. 이 점을 고려한다면 우리가 뇌를 어떻게 사용해야 할지 답이 보일 것이다.

10

기억을 관장하는 해마

전두엽 외에도 인간다움을 관장하는 중요한 영역이 있다. 바로 '해마'다. 해마는 기억 전체를 관장하는 중요한 기능을 한다. 측두엽 깊숙한 곳에 위치하고 있으며 해마Sea Horse와 모양이 같아서 해마라고 부른다.

흔히 기억력이 좋다거나 나쁘다는 말로 기억력을 쉽게 단정 짓는데, 사실 인간의 기억은 그렇게 단순하지 않다. 인간의 기억 메커니즘은 대단히 흥미롭게도, 몇 군데 기억을 관장하는 영역이 복합적으로 관계를 맺으면서 그 기능을 수행하고 있다.

10초에서 20초 정도의 기억을 '단기 기억'이라고 한다. 전화번호를 듣고 순식간에 기억해서 전화를 걸지만 조금 지나면 이 번호를 떠올리려고 해도 좀처럼 생각이 나지 않는다. 이렇게 지속성이 없고 시간이 경과하면 사라지는 기억이 단기 기억이다. 이에 반해 오래 보존되는 기억을 '장기 기억'이라고 한다. 이런 장기 기억 중에서도 가족이나 친구의 이름, 생일, 언어의 의미나 일반적인 잡학 상식 같은 기억을 '의미 기억'이라고 한다. 또 일상에서 일어난 일 중에서 지난주 토요일에 누구와 어디에 갔으며 어젯밤 무엇을 먹었다거나 어릴 적 추억 등을 '일화 기억'이라고 한다. 스포츠나 댄스, 악기 연주처럼 몸으로 기억하는 기억은 '절차 기억'이라고 한다.

이렇게 여러 가지 기억의 기능에 깊이 관여하고 있는 것이 해마다. 해마에는 단기 기억을 받아들여 보존의 필요성을 판단하거나 정리 정돈하여 장기 기억을 담당하는 각각의 영역으로 이동, 보존시키는 기능이 있다. 컴퓨터로 비유하자면 정보를 얻은 다음 필요 없다고 생각하는 것은 소거하고 저장할 필요가 있는 것은 항목별로 파일로 정리해 하드 디스크에 보존하는 것과 비슷하다.

해마가 기능을 수행하고 있을 때는 전기파가 발생하는데, 감정이 수반되면 이 전기파가 커진다. 옛 기억 중에 즐거웠던 추억 등이 다른 기억보다 강하게 남아 있는 것은 해마가 그 기억을 훨씬 중요하게 받아들여 장기 기억으로 확실하게 남겨놓았기 때문이다. 바로 해마가 기억의 중요성을 판단해 정리해놓은 것이다. 장기 기억으로 보존된 정보가 필요해졌을 때 다시 끄집어내는, 즉 떠올리는 기능을 담당하는 것도 해마다. 이렇듯 해마는 기억 전체를 관장하는 기억의 사령탑으로서 대단히 중요한 역할을 하고 있다.

11

해마, 기억력과 감정이 오가는 허브 공항

아는 분은 알겠지만 자전거 바퀴 중심부에 가느다란 바퀴살이 모여 있는 부분을 '허브'라고 부른다. 더불어 도쿄 나리타 공항이나 뉴욕 케네디 공항 등 세계 각국의 비행기가 오가는 공항을 허브 공항이라고 한다.

이와 마찬가지로 해마는 기억과 감정에 연관된 몇 가지 영역과 밀접하게 연결되어 있는 뇌의 허브 공항이다. 해마는 기억의 사령탑 기능뿐 아니라 다양한 영역과 연결되어 전두엽을 비롯한 고차원 기능에 크게 영향을 끼친다. 이렇게 해마는 뇌를 건강하게 유지하는 데 한몫하는 뇌의 중추 중 하나다.

인간다움을 오래 유지하는 데 필요한 '평생 건강한 뇌'를 갖기 위해서는 전두엽과 더불어 해마가 몹시 중요한 열쇠를 쥐고 있는 것이다.

제3장

치매의 정체가 궁금하다

01

치매와 뇌의 노화는 다르다

평생 인간답게 살려면 기억을 상실시키는 치매의 정체를 알아두어야 한다. 혹시 일상에서 이런 경험은 한 적이 있는지 생각해보자. 방 안에 들어선 순간 "어? 뭐 하러 왔더라?", "이 배우 이름이, 그러니까, 음…", "어제 저녁에 먹은 게, 그게… 아, 냉장고에 넣어놨었지!", "그거 산다는 걸 깜박했네", "어? 어디에 뒀더라?" 등등.

문득 쓴웃음을 짓는 사람도 있을 것이다. 하지만 괜찮다. 나이가 들면 자연스럽게 생기는 건망증일 뿐이다. 의학적으로는 양성 노화 건망증이라고 한다. 이렇게 나이가 들면서 생기는 현상은 뇌 MRI 영상에서도 볼 수 있다. 뇌의 건강도란 구체적으로 뇌의 위축도로 측정할 수 있다. 뇌는 나이가 들면서 조금씩 위축된다. 어느 정도 나이가 되면 혈액이 통하지 않는 허혈성 변화로 뇌에도 기미 같은 것이 나타난다. 이런 기미의 양이나 위축 정도를 통해 뇌의 가령도加齡度, 다시 말해 뇌의 나이를 측정할 수 있다.

그럼 치매란 무엇을 말하는 것일까? 치매는 기억의 기능과 사고력, 판단력 등을 비롯한 인지 기능이 저하되어 일상생활에 지장을 초래하는 증상이다. 나이가 들면서 생기는 자연스러운 노화 현상의 연장선상에 있는 것이 아니라 뇌경색, 뇌출혈, 지주막하 출혈 등 뇌혈관계 질병이나 알츠하이머병 등의 질병으로 생기는 증상인 것이다. 따라서 치매는 나이가 들면 걸리는 어쩔 수 없는 병이 아니라 특정한 병의 증상으로 받아들여야 한다.

02

치매는 크게 3가지 타입이 있다

치매에는 몇 가지 종류가 있는데 크게 뇌혈관성 치매, 레비소체형 치매, 알츠하이머형 치매로 나뉜다.

뇌혈관성 치매는 뇌경색, 뇌출혈, 지주막하 출혈 등의 뇌 질환을 동반하는 뇌혈관 장애로 발병하는 치매다. 장애가 일어난 혈관의 장소에 따라 치매의 증상도 달라진다.

레비소체형 치매는 레비소체라고 하는 이상異常 단백질 덩어리가 신경 세포 안에 축적되면서 발병한다. 레비소체는 파킨슨병을 일으키는 물질이기도 하다. 건망증 같은 기억 장애가 아니라 환각을 보거나 우울한 상태가 되기도 하고 파킨슨병처럼 손 떨림 증상이 나타나는 것이 특징이다.

가장 많은 것이 알츠하이머형 치매다. 알츠하이머병으로 발병하는데, 치매 전체의 50%를 차지한다. 알츠하이머형 치매는 아밀로이드 베타 단백질Amyloid Beta Protein이나 타우 단백질Tau Protein이라는 이상 단백질이 뇌에 축적되어 뇌의 신경 세포에 손상을 입히면서 발병한다.

03

치매는 계단을 내려오듯이 진행된다

치매에서 가장 높은 비율을 차지하고 있는 알츠하이머형 치매로 범위를 좁혀보자. 치매의 진행 속도는 뇌가 위축되는 속도와 관계가 깊다. 뇌 MRI 영상을 보면 1년 동안의 뇌 부피 감소량은 극히 초기 치매라도 뇌가 건강한 사람에 비해 약 2배의 속도로 줄어든다. 10년간 뇌가 건강한 사람의 뇌 부피 감소량이 약 5%라면, 치매가 있는 사람은 10%라는 뜻이다. 뇌 부피의 10%라는 수치는 상당한 양이다. 그리고 고령이 되면 감소하는 속도가 급속도로 빨라지는 경향도 나타난다.

치매 증상은 건망증에서 시작된다. 그러나 치매는 나이가 들어 생기는 단순한 건망증과는 달리 날짜나 시간, 요일 등이 생각나지 않는다. 또 최근 기억부터 조금씩 소실되다가 기억의 일부가 통째로 사라진다. 따라서 저녁에 무엇을 먹었는지 정도가 아니라 저녁을 먹었는지 안 먹었는지조차 기억하지 못하게 된다.

이런 초기 증상은 스스로 변화를 느낄 수 있다. 뿐만 아니라 집 안에서 화장실 위치를 모르거나 지금 자기가 어디 있는지 몰라 집에 가지 못하는 등 일상생활을 하는 데 지장을 겪는다. 이런 상태가 반년 이상 지속되면 치매로 판정된다. 단, 치매 진단은 결코 간단하지 않아서 노년기 우울증 등 다른 질병과 감별하기 어렵다.

치매가 중기로 접어들면 소실되는 기억의 기간이 길어져서 수십 년 단위로 누락되기도 한다. 따라서 실제 나이보다 20~30년 전 젊었을 때의 의식에 머문다. 이 단계가 되면 단추를 잠그거나 펜을 사용하는 등 일상생활에서 손이나 도구를 사용하는 동작이 어려워지고 보행과 배설 행위에도 장애가 나타난다. 이 단계에서는 스스로 치매라는 사실도 인지하지 못한다.

치매 후기에는 상대방이 누구고 자신이 누구인지조차 알 수 없다. 대화를 하거나 자신의 의지로 몸을 움직이는 것도 불가능해진다. 인간다움에 속하는 기억, 즉 사고력이나 판단력 같은 인지 기능이 사라지고 마지막에는 동물적인 본능인 아침에 눈을 뜨고 때가 되어 밥을 먹는 기능까지 상실한다. 결국 스스로 음식을 먹을 수 없는 연하 장애Dysphagia가 발생해 쇠약해지면서 인생의 종말을 맞는다.

04

치매의 주범은 검버섯과 올챙이

알츠하이머형 치매가 발병하면 뇌 속에서 어떤 일이 일어나는 것일까? 앞에서도 언급했지만 알츠하이머형 치매는 아밀로이드 베타 단백질과 타우 단백질이라는 이상 단백질이 뇌에 축적되면서 발병한다. 아밀로이드 베타 단백질은 뇌 신경 세포 주변에 축적되어 노인성 반점이라는 일종의 검버섯을 만든다. 게다가 타우 단백질은 뇌 신경 세포 섬유를 서로 엉키게 만들어 신경원섬유성변화라고 부르는 올챙이 모양으로 만들어버린다. 이 '검버섯'과 '올챙이'

때문에 뇌 신경 세포가 파괴되어 기능을 상실하는 것이다.

알츠하이머형 치매는 뇌 중추를 담당하며 기억을 관장하는 해마를 맨 먼저 파괴한다. 이어 사고력, 판단력 등 인지 기능을 관장하는 전두엽을 파괴시킨다. 앞서 설명한 증상의 진행 정도에서도 알 수 있듯이, 인간다움부터 사라지는 것은 인간다움을 담당하는 영역이 알츠하이머형 치매의 가장 취약한 영역이기 때문이다.

아밀로이드 베타 단백질은 단백질이 절단될 때 생기는 찌꺼기 같은 것으로, 정상 뇌에서는 산소에 분해되므로 뇌 속에 쌓이지 않는다. 타우 단백질 역시 신경 세포 골격을 만드는 단백질로 누구나 가지고 있는 단백질이라서 문제가 되지 않는다. 그러나 이 두 가지가 함께 뇌에 쌓이면 아밀로이드 베타 안에 있는 독성과 타우 단백질이 변성된 물질로 인해 신경 세포가 파괴되어 기억 장애나 인지 기능 장애를 비롯해 다양한 증상을 일으키는 것이다.

05

치매는 질병이다

지금부터 치매 진행을 늦추기 위한 방법과 개선책을 다양한 관점으로 다룰 것이다. 여기서 중요한 것은 치매에 걸린 본인과 그 가족의 마음가짐이다.

우연한 기회에 사소한 일들이 겹치면서 치매를 처음 알아차리는 것은 본인이다. 기억이 사라지거나 깜박하는 등의 행위가 일상생활에 지장을 초래하면서 조금씩 이상하다는 것을 알게 된다. 자신에게 일어나고 있는 변화를 이해했을 때는 본인의 마음속에서 갈등이 일어난다. 이 변화를 받아들이기 두렵고, 혹은 그렇게 생각하고 싶지 않은 마음에 불안과 슬픔에 휩싸이고 만다. 치매를 받아들이기 힘들어 다른 이들에게 거짓말을 하거나 상황을 속이는 일도 생길 수 있다.

본인 다음으로 치매 증상을 눈치채는 사람은 가까이에 있는 가족이다. 소중한 부모, 아내 혹은 남편이 치매라는 사실을 곧바로 받아들이기는 힘들다. 아마 치매에 걸린 당사자가 느끼는 감정과 비슷할 것이다. 그러다 보니 당사자는 가족에게 숨기고 가족은 친척이나 이웃에 숨기느라 치매 증상을 개선할 때를 놓칠 때가 있다.

앞에서 언급했듯이 치매는 병으로 생기는 증상이다. 치매도 다른 병처럼 하나의 질병으로 받아들이는 것이 중요하다. 치료가 빠르면 빠를수록 치매는 적절한 대응으로 얼마든지 개선할 수 있다. 따라서 전문가의 진단부터 받는 것이 중요하다. 모든 것은 거기서 출발한다. 절대로 지레 포기해서는 안 된다. 치매는 조기에 발견해 조기에 대응하는 것이 가장 중요하다.

06

아밀로이드 베타는 15년 전에 이미 발견되었다

치매는 예방이 불가능할까? 가장 많은 알츠하이머형 치매와 관련한 최근 몇 년의 연구 결과는 이미 큰 희망을 찾아냈다. 치매 증상이 확연히 나타난 시점을 기준으로 약 5년 전부터 뇌의 모양이 변한다는 사실을 알아낸 것이다.

뿐만 아니라 더 거슬러 올라간 약 15년 전부터 이미 뇌 속에 이상 단백질인 아밀로이드 베타가 응집되기 시작한다는 사실도 밝혀졌다. 결국 명백한 증상이 나타나기 15년 전부터 치매의 징후가 나타난다는 사실을 알 수 있다.

치매는 아밀로이드 베타 단백질이 쌓인 다음에 타우 단백질이 쌓여서 발병한다. 현재로서는 원인 물질이라고 할 수 있는 아밀로이드 베타와 타우 단백질까지 뇌 MRI 영상으로 볼 수 있다. 결국 구체적인 증상이 나타나기 전에 아밀로이드 베타가 뇌에 나타난 단계에서 치매의 향후 발병이 예견 가능하다는 뜻이다.

아밀로이드 베타의 침착도沈着度는 현재 암 발견에도 사용되는 양전자 단층 촬영PET을 활용하면 알아낼 수 있다. 이런 치매의 조기 발견을 통해 치매를 일으키는 원인 물질을 확실하게 통제하는 조기 치료를 시작할 수 있다. 향후 치매 위험을 줄일 가능성이 현저하게 높아진 것이다.

07

수면이 치매의 원인 물질을 없애준다

아밀로이드 베타 단백질과 관련해 2013년 10월, 미국 로체스터대학교 마이켄 네더가드Maiken Nedergaard 박사 팀은 놀랄 만한 연구 결과를 발표했다. 뇌 속에 축적되는 아밀로이드 베타 등의 유해 물질을 수면으로 씻어낼 가능성을 발견한 것이다. 이것이 사실이라면 치매를 일으키는 아밀로이드 베타를 자면서 지속적으로 배출하는 것이 가능해진다. 뇌세포와 뇌세포 사이에는 뇌척수액이라는 액체가 흐르면서 뇌의 노폐물을 배출해내는데, 이 배출되는 노폐물에 치매 발병으로 이어지는 원인 물질 아밀로이드 베타가 포함되어 있다. 뇌세포 간 간격은 잠자는 동안에는 평소보다 60%나 넓어져서 뇌척수액이 더 빠른 속도로 흐르므로, 배출되는 노폐물의 양도 늘어난다는 사실이 밝혀진 것이다.

워싱턴대학교에서도 수면 효율과 아밀로이드 베타의 관계를 조사했다. 잠을 잘 자는 사람 중에는 아밀로이드 베타를 축적하고 있는 사람이 적지만 반대로 수면의 질이 좋지 않는 사람은 아밀로이드 베타를 축적하고 있는 사람이 많다는 사실이 밝혀졌다.

수면이 치매 발병을 얼마나 억제할 수 있을지는 앞으로 더 연구해야 할 과제다. 그러나 양질의 수면이 치매를 예방한다는, 즉 뇌에는 놀랄 만한 자정自淨 작용이 있다는 사실에 지금 세계가 주목하고 있다.

08

치매에 걸린 뇌를 어루만지는 위마니튀드

'마치 마법 같다'며 그 효과가 화제가 되고 있는 치매 케어 방법이 있다. 바로 체질학을 전공한 프랑스의 이브 지니스트Yves Ginest와 로제트 마레스코티Rosett Marescotti가 개발한 위마니튀드Humanitude다. 인지력이 저하되어 말을 걸어도 반응이 없거나 자신이 어디에 있는지 모르는, 또는 일어설 수도 없어 누워만 지내는 상태의 치매 환자들이 이 방법으로 케어를 받고 말하고 웃을 뿐 아니라 스스로 일어나거나 걸을 수도 있다고 한다.

위마니튀드는 '보다', '말을 걸다', '접촉하다', '서다' 등 네 가지를 기둥으로 해 150개에 이르는 기본 케어로 구성되어 있다. 다양한 기능이 저하되어 누군가에게 의존해야만 하는 상황이라도 마지막 순간까지 존중하며 생활하고, 그런 인생을 통해 '인간다운' 존재로 지낼 수 있도록 치료를 담당하는 사람들이 치료 대상자에게 '나는 당신을 소중하게 여깁니다'라는 메시지를 전하는 방법으로, 결국 '인간으로서의 존중'을 가장 중요하게 생각하는 케어 방법이다.

위마니튀드의 케어 방법을 구체적으로 들여다보면 이렇다. 환자를 바라볼 때는 환자 입장에서 지배당한다는 감정이 들지 않도록 업신여겨서는 안 되며 반드시 정면에서 눈높이를 맞춰 서로 대등하다는 인상을 주어야 한다. 몸을 닦아줄 때는 "수건을 따뜻하게 데워왔어요", "왼손을 위로 올릴게요", "많이 움직이셨군요", "다음은 발을 움직여볼게요" 등 실황 중계하듯 부드럽게 말을 걸면서 진행한다. 신체 접촉을 할 때도 손목이나 팔을 잡지 않고 밑에서부터 살짝 받힌다. 이렇게 하면 환자의 마음속에 자신의 존재가 인정받지 못한다거나 무섭다는 감정 대신 '내 존재를 인정받고 있다'는 느낌이 들어 안심이 된다고 한다. 몸을 닦거나 양치질을 할 때는 가능한 한 서서 하도록 지도하여 근력을 향상시키는 데 주력한다. 이렇듯 인간으로서의 존중이 모든 케어에 깊이 스며들어 있는 것이 위마니튀드의 특징이다.

이브 지니스트가 실제로 일본 병원에서 치매가 진행된 환자와 대면하는 장면이 NHK 〈클로즈업 현대〉에 소개되었다. 낮에는 거의 반응이 없다가 밤이 되면 공격적으로 바뀌는 증상 때문에 대부분 누워서만 지내는 고령의 남성이, 이브 지니스트와 만나고 30분가량 지나자 순식간에 의욕을 되찾아 "병을 낫게 하고 싶나요?"라는 통역사의 질문에 영어로 "Yes!"라고 대답했다. 심지어 이 남성은 이브 지니스트와 헤어질 때 손으로 브이를 만들어 보이기까지 했다.

또 병원을 자신의 고향이라고 굳게 믿는, 인지력이 저하되어 걷는 것조차 힘든 한 고령의 여성이 있었다. 이브 지니스트가 휠체어에 앉아 있는 이 여성의 정면에 웅크리고 앉아 부드럽게 팔을 어루만지며 “오케이, 마담”이라고 말을 건넨 다음 마치 신사가 숙녀를 대하듯 하자 휠체어에서 일어나 걷는 게 아닌가. 이브 지니스트가 다정하게 볼을 내밀자 이 여성은 양 볼에 키스까지 해주었다. 이 광경을 옆에서 지켜보던 이 여성의 아들은 취재진에게 “1시간 가량이었지만 어머니가 치매라는 것을 느낄 수 없는 시간이었습니다”라고 감격스러워했다.

09

다정함은 뇌의 스트레스 호르몬을 줄여준다

위마니튀드는 어떻게 이런 기적을 가능케 했을까? 이는 뇌의 스트레스 호르몬과 관계 있어 보인다. 워싱턴대학교의 연구에 따르면, 알츠하이머형 치매는 뇌 속에 스트레스 호르몬이 많아져 뇌가 흥분해서 폭행과 폭언 같은 공격적인 행위나 배회 등을 일으키는 것으로 알려져 있다.

이 스트레스 호르몬을 통제하는 것이 바로 해마인데, 알츠하이머병이 해마를 위축시켜서 스트레스 호르몬의 분비를 억제하기가 힘들어지는 것이다. 폭행이나 배회 등으로부터 환자의 안전을 지키기 위해 어쩔 수 없이 몸을 구속하는 처치를 할 때가 적지 않다. 그러나 이 처치는 스트레스 호르몬의 분비를 더욱 촉진시켜 공격적인 행동을 악화시키고 만다.

부드러운 접촉 케어가 스트레스 호르몬의 분비를 줄여 배회와 폭력성을 줄여준다는, 미국 아주사퍼시픽대학교의 연구 결과도 있다. 환자가 기분이 좋다고 느껴서 스트레스 호르몬이 줄어드는 것이다. 이브 지니스트와 로제트 마레스코티의 위마니튀드야말로 뇌 속의 스트레스 호르몬을 감소시키고 뇌의 흥분을 진정시켜서 환자 본래의 모습을 되찾아주는 케어 방법이다.

이런 연구를 통해 인간은 설령 치매를 앓고 있더라도 '인간답게 살고 싶다'는 염원이 강하며, 인간으로서 존중받는다는 감정이 뇌에 크게 작용한다는 사실을 알 수 있다. 한마디로 말해 '위마니튀드'는 우리가 연구 주제로 삼고 있는 '평생 인간다움을 유지하면서 행복하게 지낸다'는 목표를 중도重度의 치매 환자들에게 구현하고 있다.

10

나날이 진화하는 치매 치료

치매를 치료하는 방법에 위마니튀드 같은 케어 방법만 있는 것은 아니다. 최근에 일본을 포함한 세계 각국에서 좋은 소식이 들려오고 있다. 치매 치료법이나 인지력 저하 억제법 등이 계속 보고되고 있는 것이다.

영국에서는 심근 경색이나 허혈성 심질환을 줄이기 위해 대대적으로 실시한 정책의 부차적인 효과로 치매가 상당히 억제되었다는 데이터를 발표했다. 영국의 고령자 7,500명을 대상으로 한 조사에서, 늘어만 가던 치매 환자 수가

1990년대에 비해 2010년대에는 확실히 감소한 것이다.

원인을 조사한 결과, 영국이 국가 정책으로 실시한 심근 경색과 허혈성 심질환 등 심장병 관련 대책이 뇌에도 좋은 영향을 끼쳤다는 사실이 밝혀졌다. 우리 같은 연구자 입장에서도 놀랄 만한 연구 결과였다. 전에는 한번 발병하면 더는 회복하기 어렵다고 여겨졌던 치매를 처음부터 억제할 수 있을 뿐만 아니라, 발병 이후에도 어느 시점부터 급격한 인지력 저하를 억제해 가능한 한 완만한 속도로 병이 진행되도록 할 수 있다는 확신을 준 것이다.

2014년 2월, 일본 효고현 아와지시마에서 실시된 조사에 따르면, 실로스타졸이라는 동맥 경화 재발 방지약이 알츠하이머병의 진행을 억제한다는 사실이 밝혀졌다. 알츠하이머형 치매 환자 중에 진행이 멈췄거나 더뎌진 사례가 발생했는데, 이 사례들을 조사한 결과 모두 동맥 경화 재발 방지를 위해 실로스타졸을 복용하고 있었던 것이다. 혈액이 끈끈해지는 것을 방지해 혈관 속에 혈전이 쌓이지 않게 해주는 실로스타졸은 알츠하이머병의 원인인 아밀로이드 베타를 감소시키는 효능이 있다는 사실이 밝혀졌다. 또 워싱턴대학교에서는 알츠하이머병에 걸리면 뇌가 당을 에너지로 인식하지 못하는, 즉 당뇨병과 같은 증상이 뇌 속에서 일어나고 있다는 사실을 알아냈다. 따라서 당뇨병 치료에 쓰이는 인슐린을 비강에서 스프레이로 분사해 직접 뇌로 보내는 실험을 통해서 인지 기능 저하가 억제되었다는 결론을 얻어내기도 했다.

이처럼 신약이 아니라 원래 있던 약이 치매에 효과를 발휘한다는 사실이 밝혀지기도 한다. 신약 개발까지 기본 15년에서 20년이 걸리는 데 반해, 기존 약은 5년 정도면 치매 치료제로서 사용이 가능하다.

지금 이 순간에도 세계 각국에서는 다양한 실험을 통해 얻은 연구 결과를 끊임없이 보고하고 있다. 그리 머지않은 미래에, 치매 치료와 예방이 가능한 시점에 우리가 와 있는 것이다.

제4장

뇌에 이로운 것과 해로운 것

01

유산소 운동이 뇌를 활성화시킨다

제3장에서 인간다움을 유지하기 위해 뇌, 특히 전두엽과 해마가 얼마나 중요한지 언급했다. 또 치매가 어떤 것인지도 설명했다. 그렇다면 치매에 걸리지 않기 위해 뇌를 의도적으로 활성화시키는 일은 불가능한 것일까? 일상생활에서 '평생 건강한 뇌'를 만드는 방법은 찾아낼 수 있다.

만약에 '뇌에 좋은 것'을 모아 아카데미 시상식을 연다면, 최고에게 주어지는 오스카상은 분명 '운동'이라는 스타에게 돌아갈 것이다. 운동 중에서도 축구나 테니스처럼 격렬한 스포츠나 피트니스 클럽에서 하는 트레이닝은 해당되지 않는다. 여기서 운동이란 하루에 30분가량을 걷는 정도를 말한다.

'걷기'는 뇌에 어떻게 좋을까? 걷기는 제대로 호흡을 하면서 지속적으로 몸에 산소를 공급하는 운동, 다시 말해 유산소 운동이다. 유산소 운동이야말로 뇌를 위해 가장 좋은 운동이다. 격하거나 순발력을 요하는 스포츠는 뇌에 지속적으로 산소를 공급하기 어렵다. 우리 몸에 지속적이면서 제대로 산소를 공급할 수 있는 운동으로는 걷기나 조깅, 수영 등이 제격이다.

유산소 운동은 치매를 개선하는 데도 효과가 높아 주목을 받고 있다. 아이치현에 있는 국립장수의료연구센터에서는 경도輕度의 인지 장애가 있는 65세 이상의 노인 308명을 대상으로, 주 1회 걷기와 계단 오르내리기 같은 유산소 운동을 실시한 그룹과 전혀 실시하지 않은 그룹으로 나눠 10개월간 인지 기능 테스트를 했다. 그 결과 운동을 한 그룹은 인지 기능이 유지되거나 향상되었으며, 특히 기억력 테스트에서 결과가 좋았다. 무엇보다 뇌의 위축이 멈췄다. 한편 운동을 하지 않은 그룹은 인지 기능에서는 변화가 없었고 오히려 뇌의 위축이 진행된 사람이 많았다.

마찬가지로 60세부터 85세 사이의 노인을 대상으로 10주간 유산소 운동을 한 사람과 하지 않은 사람의 주의력과 집중력을 요하는 시청각 인지 테스트를 동시에 실시한 결과, 운동을 한 사람의 성적이 시간이 경과하면서 운동을 하지 않은 사람보다 향상했다.

핀란드에서는 65세에서 79세까지 1,500명을 대상으로 고령자와 운동의 관계를 조사했다. 그 결과 적어도 일주일에 2회 운동을 한 사람은 운동을 전혀 하지 않은 사람보다 치매가 발병할 위험이 반으로 줄었다.

이처럼 유산소 운동이 뇌를 활성화시켜 치매 개선과 예방에 큰 효과를 올리고 있다는 보고가 전 세계에서 나오고 있다.

02

유산소 운동을 하면 해마의 부피가 커진다

유산소 운동은 뇌에 어떤 점이 좋을까? 이유는 뇌세포의 에너지원이라고도 할 수 있는 중요한 영양소인 뇌유래신경영양인자(BDNF, 유전자에 의해 생성되는 뇌 내부 단백질로, 성장 요소의 일부인 신경영양인자 집단의 하나–옮긴이)라는 물질이 유산소 운동을 통해 체내에 만들어지기 때문이다.

이 영양소는 기억 기능을 관장하며 뇌의 중추를 담당하는 해마에 크게 관여한다. 나이가 들면서 점점 줄어드는 이 영양소는 치매에 걸린 사람일수록 그 속도가 현저하게 빨라진다. 즉 뇌의 위축이 진행되고 있는 사람일수록 이 영양소가 많이 줄어들었다는 말이다.

피츠버그대학교에서는 55세부터 80세까지의 건강한 남녀 120명을 유산소 운동과 유산소 운동이 아닌 운동을 실시하는 그룹으로 나눈 다음 해마와의 연관 관계를 1년간 비교 조사했다. 그 결과 유산소 운동을 하지 않은 그룹은 해마가 줄어든 반면, 유산소 운동을 한 그룹은 해마가 유지되었을 뿐만 아니라 해마의 부피가 커졌다. 즉 유산소 운동을 하면 뇌에 중요한 영양소가 만들어지면서 해마의 부피를 크게 만들기 때문에 인지 기능을 높여주는 것이다.

유산소 운동의 효과는 이뿐만이 아니다. 치매의 원인 물질인 아밀로이드 베타 단백질을 파괴시키는 효소를 생성시키거나 뇌로 향하는 혈류를 증가시키기도 한다. 또한 감정을 통제하는 물질을 늘리거나 동맥 경화의 원인이 되는 물질과 유전자를 손상시키는 물질을 배출시키는 등 뇌에 이로운 점이 헤아릴 수 없이 많다. 단 30분의 유산소 운동이 우리 뇌에 가져다주는 놀라운 효과다.

여기서 중요한 것은 일정한 심박수로 유산소 운동을 하는 것이다. 걷기든, 조깅이든, 수영이든 30분이면 효과가 있으므로 무리하지 않는 시간과 범위 내에서 즐기기를 권한다. 기껏 운동했는데 한 번 했다고 지쳐서 꾸준히 하지 않는다면 무용지물이다. 몸에 무리하게 부담을 주지 말고 매일 적어도 30분씩 지속하는 것, 그야말로 '꾸준함이 이긴다'는 것을 기억하자.

03

'멀티태스킹'으로 뇌를 더욱 즐겁게

뇌에 훌륭한 효과를 가져다주는 유산소 운동에 추가해 주면 그 효과가 더욱 커지는 방법이 있다. 바로 '머리 쓰기'다. 예를 들어 걷기 운동을 할 때 끝말잇기를 하면서 걷는다. 이렇게 하면 유산소 운동을 하면서 동시에 머리를 쓰게 되어 뇌 속의 상당 부분을 활성화할 수 있다. 끝말잇기는 그냥 해도 좋지만 주제를 정해서 하면 뇌를 더 많이 쓰게 되어 효과가 한층 더 높아진다. 주제가 '음식'이라면 '다마고야키(달걀말이) → 킨피라고보우(우엉조림) → 우나기

(장어) → 교자(만두) → 자루소바(메밀국수)'처럼 끝말잇기를 하는 것이다. 주제는 무엇이든 상관없다.

우리는 매일 자기도 모르게 몇 가지 일을 동시에 한다. 즐겁게 대화를 하면서 밥을 먹거나, 리듬에 맞춰 몸을 움직이면서 노래를 부르고, TV를 보면서 요리를 한다. 하지만 나이가 들면 어떤 작업을 동시에 하기가 조금씩 어려워지며, 치매에 걸렸다면 그 능력은 현저히 떨어진다. 따라서 일찍부터 사고력이나 주의력을 사용해 동시에 두 가지 작업을 하다 보면 뇌의 복수 영역을 사용하게 되어 활성화되므로 치매 예방으로 이어질 수 있다.

끝말잇기 외에도 100, 93, 86, 79와 같이 100에서 거꾸로 7씩 빼는 계산을 하는 방법도 있다. 이때도 단계를 더욱 높여서 7씩 빼는 것을 되풀이하기보다는 100에서 9와 7을 교대로 빼나가는 식으로 주의력을 더욱 요하는 계산을 하면 효과가 더 높아진다. 그 밖에도 한 색깔을 정해서 그 색깔이 눈에 보일 때마다 수를 세는 것, 친구와 함께 걷기 운동을 할 때 서로 퀴즈를 내서 맞히는 것, 생선이나 채소 이름을 교대로 말해서 누가 더 많이 말하는지 경쟁하는 것, 또는 끝말잇기를 하면서 걷는 것도 좋은 방법이다. 지금까지 가본 적이 없는 길이나 장소를 미리 지도로 조사한 다음 그 코스를 떠올리면서 걷는 것도 효과가 있다. 지도를 떠올리면서 실제로 그 길을 걷는 것은 생각보다 즐거운 일이다.

이렇게 동시에 두 가지 이상의 일을 하는 것, 즉 여러 가지를 뜻하는 '멀티'와 작업한다는 뜻의 '태스킹'를 합쳐 멀티태스킹Multi-tasking이라고 한다. 멀티태스킹이라고 해서 특별한 규칙은 없다. 자신에게 맞는 독창적인 멀티태스킹을 다양하게 개발해서 즐겁게 유산소 운동을 지속하면 된다.

04

충분한 양질의 '수면'이 뇌를 지킨다

수면 시간과 수면의 질이 뇌 건강과 관계가 깊다는 사실도 밝혀졌다. 싱가포르에서는 오랜 시간에 걸쳐 수면과 인지 기능의 관계를 조사했는데, 2014년 7월에 '수면 시간이 짧은 고령자는 뇌의 노화가 빠르다'는 결과를 발표했다. 수면 시간이 1시간 짧아지면 1년에 뇌 속에 생기는 간격이 0.59%씩 확대되어 뇌가 위축된다는 것이다. 인지 기능도 1년에 0.67%씩 저하된다고 밝혀졌다. 이런 연구 결과를 통해 위축되지 않은 건강한 뇌를 유지하려면 수면 시간이 충분해야 한다는 것을 알 수 있다.

제3장에서 언급한 대로 수면은 알츠하이머형 치매의 원인이 되는 아밀로이드 베타 단백질을 배출하는 기능을 한다. 게다가 뇌는 자는 동안에도 쉬지 않고 일한다. 뇌세포 간 네트워크를 효율화하는 작업이나 제2장에서 소개한 해마의 기능에도 나오는, 기억을 정리하거나 정착시키는 작업도 자는 동안에 일어난다. 수면 중에 뇌세포 간 연결이 최적화되면서 기억력을 강화시킨다는 논리다. 수면이 기억이라는 작업과 관계가 깊다는 것은 수면이 치매 예방에 크게 영향을 끼친다는 말이다. 또 한 가지 수면에는 '스트레스를 제거'하는 기능도 있다. 뒤에서 스트레스와 뇌에 관해 자세히 언급하겠지만, 스트레스는 뇌에 대단히 좋지 않은 영향을 끼친다. 따라서 수면을 통해 스트레스를 경감하는 것은 상당히 중요하다.

그렇다면 어느 정도의 수면 시간이 적절할까? 연구 조사 결과에 따르면 이상적인 수면 시간은 7시간 정도다. 단, 고령인 경우에는 밤중에 몇 번씩 잠에서 깨거나 아침 일찍 눈이 떠져 깊은 수면이 어려울 때가 많다. 따라서 조금이라도 많이 수면을 취하려면 매일 밤 같은 시간에 잠자리에 들고 같은 시간에 일어나는 습관을 기르는 것이 중요하다. 낮에 일광욕하는 시간을 만들면 체내 시계가 활성화되어 밤에 잠들기가 수월해진다. 반대로 수면을 방해하는 요인으로 늦은 식사를 꼽을 수 있다. 취침 시간이 얼마 남지 않았는데 식사를 하면 자기 전에 위가 일을 해야 해서 수면의 질이 좋아질 수 없다. TV나 컴퓨터 같은 강한 빛도 뇌를 자극해 멜라토닌이라는 수면 유도 호르몬을 억제한다고 알려져 있다. 가능하면 잠들기 2시간 전부터 식사, TV, 컴퓨터 등을 자제해 수면 환경을 만들면 쾌적한 수면에 도움이 된다.

규칙적인 생활 습관을 길러 충분한 수면 시간을 확보해 보자. 기분 좋게 잠을 자는 것만으로도 뇌가 훨씬 건강해질 것이다.

05

음주는 뇌를 위축시킨다

반대로 뇌에 해로운 것, 다시 말해 뇌의 위축을 촉진시키는 요소에는 어떤 것들이 있을까? 뇌 MRI 영상과 생활습관 데이터 간 관계를 살펴보면 뇌의 위축이 진행되는 원인을 알 수 있다.

그중 하나가 음주 형태다. 음주 습관과 그 양이 뇌의 위축과 관계가 깊다는 사실이 밝혀진 것이다. 만성 알코올 의존증 환자의 뇌를 MRI 영상으로 봤더니 뇌의 여러 곳이 심하게 위축되어 있었다. 그래서 음주와 뇌 위축 간 관계를 규명하기 위해 구체적으로 하루에 어떤 종류의 술을 얼마나 마시는가, 일주일에 몇 번 마시는가, 몇 년간 음주 습관을 이어왔는가 등 상세한 청취 조사를 실시하고 지금까지 섭취한 알코올 성분인 에탄올의 총량을 계산해 데이터화했다. 이 수치와 뇌 부피의 상관 관계를 분석한 결과, 알코올 섭취량이 많을수록 뇌가 많이 위축되어 있으며, 그중에서도 특히 전두엽 영역이 위축되어 있다는 사실을 밝혀냈다. 전두엽은 고차 인지 기능을 담당하는 중요한 영역이다. 음주가 인간다움을 관장하는 전두엽을 크게 손상시키는 것이다. 또 매일 병맥주를 3병 이상 마시는 사람은 15일간 작은 캔맥주를 1회 마시는 사람에 비해 10% 가까이 더 뇌가 위축되어 있다는 것도 밝혀졌다.

미국의 한 대학에서 평균 60세 남녀 1,839명을 음주량에 따라 다섯 그룹으로 나눈 다음 뇌 MRI 영상을 통해 뇌 부피를 측정하는 조사를 실시했다. 이 조사에서도 음주량이 많은 그룹의 뇌 위축도가 가장 높았으며 전혀 마시지 않는 그룹의 위축도가 가장 낮았다.

음주와 뇌 위축 관계의 메커니즘은 아직 명확하게 규명되지는 않았다. 그렇다고 뇌가 위축되지 않을 만큼의 기준량이라는 것도 존재하지 않는다. 확실한 것은 술은 마시면 마시는 만큼 뇌는 위축되며 마시지 않으면 마시지 않는 만큼 위축되지 않는다는 사실이다. 물론 음주량과 뇌 위축 속도 간 관계는 알코올의 분해 효소 등 유전자 관계도 고려해야 한다. 술을 마시지 못하는 사람이 무리하게 술을 마시면 특히 뇌 위축이 진행될 위험이 높은 것으로 나타났다. 뇌 위축을 막으려면 술을 잘하지 못하는 사람은 가능한 한 마시지 말고, 어느 정도 술을 마실 줄 알더라도 적당히 자제해야 한다.

06

뇌의 가장 큰 적,
내장 지방형 비만

음주와 함께 뇌 위축을 진행시키는 또 다른 요인은 바로 비만이다. 다양한 매체를 통해 중년기 비만은 고령기에 치매의 위험을 높인다는 사실을 알고 있을 것이다.

우리 연구소에서도 치매의 원인이 되는 생활 습관 중 하나로 비만을 꼽고, 비만의 정도와 MRI 영상에 나타난 뇌 위축과의 관계를 검사했다. 그 결과 비만을 나타내는 BMI 수치가 높을수록 해마가 현저하게 위축되어 있다는 사실을 알아냈다. BMI 수치란 비만을 측정하는 지표로,

다음과 같은 식으로 계산할 수 있다.

BMI = 체중(kg)÷[신장(m)×신장(m)]

BMI 지표치는 다음과 같다.

저체중 20 미만

정상 체중 20~24 미만

과체중 24~26.5 미만

비만 26.5 이상

예를 들어 신장 165cm, 체중 70kg인 사람은 70÷(1.65×1.65)=25.71이므로 BMI 수치는 25.7이 되어 과체중으로 판정할 수 있다.

그런데 연구를 통해 우리는 흥미로운 사실을 알게 되었다. 비만에 의한 뇌의 위축이 남성에게만 나타난다는 것이다. 여성은 비만이라도 뇌의 위축을 거의 보이지 않았다. 같은 비만인데 왜 이렇게 남녀 차이가 나타나는 것일까? 같은 비만이라도 남성과 여성은 비만 타입이 다르다.

일반적으로 여성은 피하 지방형 비만에 속하므로 건강에는 거의 영향을 끼치지 않는다. 하지만 남성은 압도적으로 내장 지방형 비만이 많다. 배만 볼록 나온 튤립형이나 배형 같은 비만 타입에 여기에 해당된다. 남성에게 많이 나타나는 내장 지방형 비만은 인슐린이나 식욕 억제 호르몬인 렙틴이 작용하는 효과가 줄어들어 뇌에 좋지 않은 영향을 끼치는 것으로 보고 있다.

07

치매의 위험을 상승시키는 중장년층 비만

미국의 시다스-시나이 메디컬센터Cedars-Sinai Medical Center 연구팀은 쥐를 이용해 수컷과 암컷의 비만 위험 차이에 대해 조사했다. 그 결과 수컷 쥐에게서만 당뇨병과 심장 비대, 뇌 손상이 나타났다. 더 나아가 이 실험에서 난소를 제거한 암컷 쥐와 비교해보니, 수컷과 같은 경향이 나타났다. 난소를 제거한 암컷은 인간으로 치면 폐경 후 여성에 해당하는데, 이는 여성 호르몬 작용과 관계가 있는 것으로 보인다.

쥐와 인간을 동일하게 취급하는 것은 적절하지 않지만, 여성 호르몬 덕분에 여성은 회백질 부피의 감소 속도가 남성보다 느린 것이다. 여성 호르몬이 여성을 지켜주고 있다는 것을 다시 한 번 확인하는 사례였다. 이런 사실을 뒷받침하듯이 2014년 11월, 워싱턴대학교에서 발표한 연구 자료를 보면 고령기에 들어서면 남녀 차이는 없어진다고 한다. 지금까지 비만과 뇌 위축 관련 연구는 중년층이 중심이었으나 이 연구는 60세부터 64세를 대상으로 8년간 진행됐다. 그 결과 비만 피험자의 해마는 알츠하이머형 치매 환자의 해마와 비슷한 정도로 위축되어 있었다. 또 60대 피험자 중에 비만인 사람은 실험 초기부터 해마가 작았을 뿐만 아니라 위축 속도도 빨랐다고 한다.

이 발표는 중년기 비만이 향후 치매를 일으킬 위험이 높다는 것을 증명해주는 근거다. 따라서 조기에 식생활을 개선하고 적당한 운동을 통해 비만을 개선하는 것이 치매 예방에 매우 중요하다.

08

당뇨병, 동맥 경화, 고혈압이 치매 위험을 상승시킨다

치매가 늘어가는 이유로 당뇨병 환자 증가를 꼽을 수 있다. 당뇨병은 인슐린 부족으로 아밀로이드 베타 단백질이 분해되지 않고 뇌에 축적되는 병이다. 당뇨병이 반드시 치매로 이어지는 것은 아니지만 치매를 일으킬 위험은 그만큼 높다. 40~50대에 당뇨병을 방치하면 향후 치매로 이어질 확률이 2배가 된다고 한다.

동맥 경화나 고혈압을 방치해도 치매 발병 위험이 높아지는 것으로 알려져 있다. 동맥 경화나 고혈압이 일으키는 치매는 알츠하이머형 다음으로 많은 뇌혈관성 치매다. 뇌혈관성 치매는 뇌경색이나 뇌출혈 등 뇌혈관 장애가 원인이 되어 치매를 일으킨다. 알츠하이머형 치매처럼 단계를 밟아 진행하는 것이 아니라 혈관에 생기는 장애 정도에 따라 상태가 다르므로 갑자기 중도의 치매를 일으킬 가능성도 있다.

이렇듯 당뇨병, 동맥 경화, 고혈압 증상이 치매를 더 앞당기는 요인이 될 수 있다는 것을 명심해야 한다. 이 질병들은 어느 정도 나이가 들면 많은 사람이 1~2개씩은 앓고 있는 흔한 질병이다. 중요한 것은 이런 질병을 앓고 있더라도 제대로 치료를 해서 혈압이나 당뇨 등 동맥 경화를 악화시키는 요인을 제한해야 한다는 것이다. 그렇게 하면 치매의 위험을 어느 정도 낮출 수 있다.

09

해마를 위축시키는 스트레스

스트레스 역시 뇌에 크게 영향을 끼친다. 스트레스란 물질이 일그러진 상태를 말한다. 알기 쉽게 공으로 비유해보자. 공을 위에서 누르면 모양이 일그러지듯이, 인간도 몸과 마음이 외적인 자극을 받아 일그러지는 것을 스트레스 상태라고 하는 것이다.

인간은 장기간에 걸쳐 스트레스를 받거나 강한 스트레스를 받으면 뇌의 여러 부분, 특히 해마가 위축되는 것으로 알려져 있다. 스트레스로 인해 분비되는 코르티코이드는 원래 스트레스 원인에 대항하기 위해 혈당치를 올리는 작용을 하는 호르몬이다. 그런데 이 호르몬이 장기적으로 뇌 속에 쌓이면 해마에 악영향을 끼치는 것이다.

지금 스트레스를 받고 있다고 느끼는 사람은 한창 일하는 나이인 30~40대가 가장 많다. 그 원인으로는 인간관계가 압도적으로 많고 업무의 질, 업무량 순이라는 발표도 있었다. 반면 스트레스에 비교적 강한 사람들도 있다. 일반적으로 경영자나 사회적으로 지위가 높은 사람, 예술가 등은 비교적 스트레스의 영향을 적게 받는다. 지위가 높으면 높은 만큼 책임도 늘어나고 인간관계도 복잡해지니 스트레스도 더 많을 듯싶은데 왜 이들은 오히려 스트레스에 강한 것일까? 이는 업무상 스트레스가 업무량이나 책임감의 경중보다는 업무에 대한 조절 능력이 높고 낮음에 따라 결정되기 때문이다. 조절 능력이란 자신을 통제할 수 있는 능력이다. 높은 지위에서 일하는 사람은 조절 능력이 높다. 조절 능력이 높은 사람은 치매에 잘 걸리지 않는다는 것도 데이터를 통해 증명되었다.

10

깊은 마음의 상처는 해마와 대상회를 위축시킨다

스트레스는 그 정도에 따라 심각한 상황을 유발하기도 한다. 재해나 범죄로 피해를 입거나 전쟁이나 테러 등으로 공포를 경험하거나, 또는 가까운 사람의 죽음에 맞닥뜨리면 마음에 깊은 상처가 생긴다. 이 상처가 바로 많이 알려진 '트라우마'다.

이 트라우마는 이후에도 늘 불안감이나 공포감, 잊고 싶은 장면이 되살아나는 플래시백 현상 등을 일으킨다. 이로 인해 일상생활이나 업무에 영향을 받는데 이를 외상후 스트레스 장애PTSD라고 한다. 대지진, 허리케인 같은 자연재해, 사린 사건(일본의 한 종교 단체가 1995년 3월 20일 도쿄 지하철에서 테러를 일으킨 사건-옮긴이)이나 9·11 테러(2001) 같은 역사적인 사건, 전쟁 등으로 인해 PTSD가 발병하는 사례는 적지 않다.

이렇게 트라우마를 생기게 하고 PTSD를 일으키는 강한 스트레스는 해마의 위축을 촉진시킬 뿐 아니라 감정을 관장하는 대상회 영역을 위축시킨다는 것이 밝혀졌다. 실제로 걸프전(1990)에 참전하고 돌아온 병사들의 뇌는 해마가, 사린 사건 피해자의 뇌는 대상회가 위축되어 있었다고 한다. 또 중국 쓰촨에서 일어난 대지진(2008)과 미국 남동부를 강타한 대형 허리케인 카트리나가 일으킨 재해(2005), 그 밖의 테러 사건 등으로 PTSD가 남은 사람의 뇌를 보면 역시 해마나 대상회가 위축되어 있었다고 한다.

내 활동 거점인 도호쿠대학교는 센다이에 있는데, 이곳에 일어났던 동일본대지진(2011)도 많은 사람들에게 상처를 입히고 트라우마를 남겼다. 지금도 쓰나미와 관련한 악

몽을 몇 차례씩 꾸거나 작은 지진으로 진동이 느껴지면 대지진 때의 공포스러운 광경이 플래시백되는 등 PTSD 증상에 따른 사람들의 고통은 계속되고 있다. 특히 미야기현, 이와테현, 후쿠시마현 연안 지역에 사는 사람들은, 실제로 쓰나미를 경험하거나 사람이 휩쓸려 떠내려가는 것을 목격했으며 가족이나 친척을 잃은 사람도 많은 탓에 PTSD를 경험하는 경우가 많다.

PTSD는 이런 증상 외에도 다른 큰 문제를 안고 있다. 바로 치매를 유발시킬 위험이다. 스트레스로 인해 생기는 해마의 위축은 치매에 걸릴 위험으로 이어지므로 PTSD를 경험한 사람은 5년에서 10년 후 치매가 발병할 위험이 2배에 이른다는 보고가 있다.

피해 지역에는 아직도 가설 주택에서 생활하는 사람들이 많다. 가설 주택에서 지내는 생활은 그 자체가 엄청난 스트레스를 동반한다. 게다가 예전에 함께 지내던 이웃과도 뿔뿔이 흩어져 지내는 탓에 대인 관계의 폭이 좁아지고 운동 부족 현상이 나타나기도 한다. 또한 식생활의 균형이 흐트러지는가 하면 은둔하는 사람도 생긴다.

도호쿠대학교에서는 이렇게 급속도로 팽창한 스트레스를 끌어안고 사는 피해 지역 주민들에게 어떤 도움을 줄 수 있을까 다방면으로 고민했다. 그 결과물로 동일본대지진 피해 지역의 지역 의료 재건과 건강 지원에 착수하기 위해 2012년 ToMMo를 출범했다. 우리 연구의 목적은 개별화 예방과 개별화 의료, 다시 말해 한 사람 한 사람의 체질에 맞는 치료와 질병 예방을 통한 미래형 의료를 구축해 피해자 모두의 건강을 지키고 재해 복구를 완수하는 데 있다.

제5장

생활 습관만 바꿔도 뇌가 깨어난다

01

뇌에게 가장 좋은 양분은 지적 호기심이다

뇌를 활성화시키려면 운동과 더불어 중요한 요소가 또 하나 있다. 바로 지적 호기심이다. 탐구 정신, 모험 정신 등은 모두 지적 호기심이다. '보고 싶다', '듣고 싶다', '알고 싶다', '가고 싶다', '하고 싶다' 등 다양한 일에 흥미와 관심을 가지는 것, 늘 가슴이 설레는 상태는 뇌에 좋다.

우리 연구 그룹에서는 약 400명의 피험자를 8년간 추적해 8년 후에 뇌가 어떻게 변하는지를 조사했다. 그 결과, 지적 호기심이 높은 사람일수록 나이 들면서 진행되는 측두 쪽 두정부 위축이 다른 사람들보다 적으며 상태가 잘 유지되고 있다는 사실을 알아냈다. 두정부 역시 정보를 기억하고 조작하는 작업 기억을 비롯해 다양한 고차 인지 기능을 담당하는 영역이다. 이 사실로 지적 호기심이 치매 예방에 중요한 역할을 수행한다는 것을 알 수 있다.

캘리포니아대학교에서 실시한 지적 호기심과 기억력의 관계 조사에서는 우리의 결론을 뒷받침할 만한 흥미로운 결과가 나왔다. 누구나 새로운 것을 배울 때 흥미 있는 관심사는 쉽게 외우지만 흥미나 관심이 없는 내용은 좀처럼 안 외워지는 경험을 했을 것이다. 이 조사는 지적 호기심을 품고 있을 때 도파민이라는 뇌내 전달 물질이 분비되어 기억 효과가 향상된다는 사실을 과학적으로 증명해냈다.

더 나아가 호기심을 가지고 배웠을 때의 기억 효과는 단기 기억뿐 아니라 장기 기억으로 이어진다는 사실도 밝혀졌다. 호기심을 기억으로 연결시키는 도파민은 호기심을 품은 단계에서 분비된다는 사실도 밝혀졌다. 왕성한 지적 호기심이야말로 뇌에는 최고의 양분이 되는 것이다.

02

'신난다'와 '기쁘다'가 뇌에 생기를 준다

왜 두근두근 설레는 것이 뇌에 좋을까? 가슴이 설레는 것과 관계가 깊은 것이 바로 편도체라고 부르는 뇌의 한 영역과 신경 전달 물질인 도파민이다.

편도체는 아몬드 모양을 한 지름 1cm의 아주 작은 영역이다. 보고, 듣고, 만지고, 냄새 맡고, 맛보는 등 감각으로 얻은 정보는 편도체로 전달된다. 이 정보를 편도체가 좋고 싫음, 유쾌함과 불쾌함 등 모든 감정으로 분류하는데, 그 과정에서 '신난다', '기쁘다', '맛있다', '멋지다'라고 느

꼈을 때 보수계라는 신경 기관에 지령을 보내 신경 전달 물질을 방출시킨다. 그 보수계의 전달 물질이 바로 도파민이다. 도파민이 기억력을 향상시키고 기분이 좋다는 감정, 성취감, 의욕을 북돋아주는 것이다. 이런 긍정적인 감정이 일어날 때 방출되는 도파민을 통해 신경 세포에서 신경 세포로 정보가 전달되면서 전두엽을 비롯한 인지 기능을 담당하는 뇌가 활성화되는 데 좋은 자극이 일어난다.

그러면 도파민 외에 편도체의 지령으로 방출되는 신경 전달 물질은 얼마나 있을까? 이는 기억, 쾌락과 의욕, 정신 안정, 생체 리듬 조절, 통증 완화, 행복감 등과 관련해 100여 종에 이른다. 그야말로 편도체가 감정, 즉 인간의 마음을 만들어내고 있다고도 할 수 있다.

미국에서 수녀를 대상으로 실시한 감정 표현과 수명 관계에 대한 조사에서는 젊은 시절 일기를 쓸 때 기쁨, 행복, 감사 같은 긍정적인 표현을 많이 쓴 사람일수록 오래 살았다고 한다. 이 결과는 도파민의 힘이 크게 관여하고 있다는 증거일 것이다.

편도체에는 한 가지 더 큰 역할이 있다. 편도체는 해마와 이웃하는 위치에 있어 서로 밀접하게 연관되어 있다. 좋고 싫음, 유쾌함과 불쾌함 같은 감정은 편도체에서 해마로 전달되는데 동요할 만한 일은 기억에 강하게 남는다. 소중한 추억이 해마에 의해 장기 기억으로 확실하게 보존되는 것도 바로 이 편도체가 해마에 영향을 주기 때문이다. 무섭다거나 위험하다는 감정도 강하게 기억되는 덕분에 사람은 위험으로부터 자신의 몸을 지킬 수 있는 것이다.

감정이 기억 작용에 크게 영향을 끼친다는 사실을 보더라도 풍부한 감정을 느끼는 것이 기억력을 향상시키고 뇌를 건강하게 한다는 것을 알 수 있다. 매일 대화를 하면서 웃고, 영화나 TV를 보며 감동하고, 신난다고 느끼는 것은 뇌에게 매우 좋은 일이다.

03

지적 호기심을 자극하는 취미를 만든다

지적 호기심이 뇌에게 주는 최고의 양분인 만큼, 취미는 뇌에 좋은 효과를 준다. 지금 취미가 있는 사람은 아마도 매일 활기차게 생활하고 있을 것이다. 물론 예전의 취미나 스포츠를 다시 시작해보는 것도 뇌에게는 멋진 선물이 될 것이다.

지금부터 새로운 취미를 시작하는 것도 뇌에 좋은 자극이 된다. 독서, 영화 감상, 음악 감상, 여행, 스포츠, 댄스, 피아노, 기타, 수예, 회화, 요리, 어학, 등산, 캠프, 사진 찍기, 철도, 정원 손질, 바둑, 장기, 노래방, 꽃꽂이, 다도, 가전, 컴퓨터 등등 취미가 되지 못할 것은 없다.

여러분은 지금 어떤 취미를 즐기는지, 예전에는 어떤 취미를 갖고 있었으며 앞으로는 어떤 취미에 도전해보고 싶은지 생각해보자. 어릴 적 피아노를 배워봤다면 다시 시작해보는 것은 어떨까? 어릴 때는 미처 느끼지 못했던 보람과 즐거움을 느낄 수 있을 것이다. 옛날에 좋아했던 책을 다시 읽어보거나 자주 봤던 영화를 DVD로 재생해 보면 다른 관점에서 새로운 감동과 만날 수도 있다.

원예나 정원 가꾸기에 흥미가 있다면 뜰 한구석 또는 베란다에 키우기 쉬운 방울토마토나 허브 재배부터 시작해보라. 실제로 열매가 열리는 과정을 지켜보는 즐거움을 얻을 수 있을 것이다. 등산에 흥미가 있다면 가벼운 트래킹부터 시작해보는 것도 좋다. 산길을 걷는 요령을 터득하다 보면 체력에 자신이 생길 것이다.

어떤 일이든 부담 없이 한 걸음 내딛는 것이 중요하다. 지인의 취미를 시험 삼아 체험해보는 것도 권하고 싶다.

어떤 취미든 사람을 끌어당기는 매력이 있는데 직접 해보지 않으면 모를 수도 있다. 여러분도 그리운 추억을 떠올리면서 '미지의 세계'에 발을 내디딘다면 분명 새로운 즐거움과 만나게 될 것이다.

04

'새로운' 일은 우리의 뇌를 활성화시킨다

취미도 좋지만, 뇌는 경험해보지 못한 일을 하면서 다양한 영역이 활성화된다. 아직 써본 적이 없는 뇌 영역이 자극을 받으면 뇌세포 간 네트워크가 커지기 때문이다.

고령이 되면 체력과 기력이 쇠퇴해서 만사가 귀찮다는 말을 자주 입에 올린다. 하지만 '귀찮다', '새삼스럽게', '아무것도 하기 싫어' 하면서 매일 단순한 일만 반복하다 보면 뇌세포 간 네트워크 기능이 점점 저하되기 마련이다.

텍사스주립대학교 데니스 파크 교수는 재봉을 배워서

퀼트를 하거나 아이패드 같은 태블릿PC 사용법을 배우는 등 새로운 지식에 도전하는 그룹과 퍼즐이나 친목회처럼 기존의 능력만으로 가능한 활동을 하는 그룹으로 나눠 비교 조사를 실시했다. 그 결과 새로운 지식을 배운 그룹은 '기억력'이나 '처리 속도'가 이전보다 향상되었다. 이렇듯 새로운 것을 하면 뇌가 활성화된다는 사실을 알 수 있다.

주위를 둘러보면 우리 일상생활에는 뇌를 활성화시킬 만한 기회가 얼마든지 있다.

- 평소에 책을 잘 읽지 않는 사람은 신문이나 주간지 등의 짧은 기사를 읽는다.
- TV에서 씨름이나 야구만 시청하던 사람이 축구나 테니스 시합 시청에 도전한다.
- 노래방에서 지금까지 부른 적이 없는 노래에 도전해 본다.
- 항상 쓰는 볼펜만 쓰지 말고 가끔은 붓펜으로 엽서를 써본다.

- 지금까지 하차한 적이 없는 역에서 내려 새로운 거리를 산책해본다.
- 밖에서 반찬을 살 때는 지금까지 먹어본 적이 없는 것을 선택해본다.
- 지금까지 그냥 지나치기만 했던 가게에 들어가 본다.
- TV에 나온 유명한 장소나 가게에 가본다.

이처럼 '지금껏 해본 적이 없는 일'을 해보는 것만으로도 큰 효과를 기대할 수 있다. 휴대 전화를 가지고 있다면 전화 기능만 쓰지 말고 카메라 기능도 활용해보고 스마트폰이나 태블릿 등에 도전해서 게임을 해보거나 다양한 용도를 즐겨보는 것도 좋다. 새로운 것을 시도하면서 뇌를 활성화시킬 수 있다고 생각하면 매일이 훨씬 즐거워질 것이다. 해보고 싶은 새로운 일이 '취미'가 된다면 금상첨화다.

예전에 NHK에서 〈노화에 도전한다: 당신의 뇌가 되살아난다〉라는 특별 방송을 한 적이 있다. 100세 전후의 고령자들의 일상을 취재해 생생한 생활 비결을 뇌의학으로

풀어보는 내용이었다. 이 프로그램에 소개된 100세 고령자들의 뇌는 하나같이 젊음을 유지하고 있었다. 이들의 일상을 들여다보니, 모두 99세 이후로 운율을 맞춰야 하는 시를 배우거나 영어나 중국어 등 어학 공부를 새로 시작했다는 것을 알 수 있었다. 이 프로그램은 지적 호기심을 가지고 새로운 일을 시작하기에 늦은 나이는 없다는 것을 가르쳐주었다. 나도 그렇게 생각한다. 인간의 뇌는 몇 살이든 쓰면 쓸수록 점점 진화한다.

05

좋아하는 일과 취미에 멀티태스킹을 적용한다

앞서 운동이 뇌에 좋다고 말하면서 두 가지 이상의 작업을 동시에 하는 멀티태스킹 효과를 언급했다. 이 멀티태스킹은 다양한 작업에서 효과를 볼 수 있다. 뇌의 다른 영역을 동시에 쓰면 뇌의 네트워크 기능을 활발하게 할 수 있다. 그 작업이 좋아하는 일이나 취미가 되면 멀티태스킹은 보물 창고를 발굴해나가는 것과 마찬가지다.

여행을 한 번 생각해보자. 여행은 계획 단계에서 이미 멀티태스킹이 시작된다. 예산과 비용을 조정하거나 전단지 등을 보면서 지도로 장소를 확인하는 것, 교통편과 시간을 조사해서 티켓을 예약하고 관광지를 효율적으로 다니는 방법을 생각하는 것 등 머릿속에서는 여러 가지 일이 동시에 진행된다.

요리도 마찬가지다. 메뉴를 결정하거나 장을 보는 시점에서 예산과 지출, 요리법 등 머릿속에서 동시에 여러 가지를 생각하게 된다. 실제로 요리를 할 때도 냄비 불 조절을 신경 쓰는 동시에 채소를 다지기도 하고 몇 가지 요리를 한꺼번에 하기도 한다. 멀티태스킹 그 자체인 것이다.

동료와 함께 야구나 축구, 테니스 등 스포츠를 즐기는 사람도 운동하면서 머릿속은 순간마다 바뀌는 공격과 수비 생각으로 계속 돌아간다. 또 사교댄스도 몸을 움직이면서 복잡한 스텝을 밟아야 한다. 오랜만이라면 스텝을 떠올리면서 밟아야 하기 때문에 운동을 관장하는 영역과 기억을 관장하는 해마 등 뇌의 많은 영역이 한꺼번에 활성화된다. 이렇듯 뇌의 활성 효과를 높이거나 뇌세포 간 네트워크를 강화시키는 멀티태스킹은 일상생활에서 좋아하는 일과 취미를 하면서 실천이 가능하다.

각 지역의 공공장소나 스포츠 센터 등에는 운동·취미 교실을 저렴한 가격으로 운영하는 곳이 많다. 이런 곳에는 재미있어 보이는 취미나 활동을 다루는 프로그램이 풍부하니 그중에서 하고 싶은 것을 찾아보는 것도 좋다.

가볍게 문의를 해보고 관련 정보를 얻는 것만으로도 일보 전진인 셈이다. 꼭 자신만의 가슴 설레는 무언가를 발견했으면 좋겠다. 그것이 바로 즐거운 인생과 건강한 뇌를 위한 지름길이다.

06

뇌를 건강하게 하는 커뮤니케이션

뇌를 건강하게 해주고 치매를 예방하는 데도 큰 도움이 되는 요소가 하나 더 있다. 바로 커뮤니케이션, 즉 다른 사람과의 교류다. 다른 사람과 만나거나 그룹을 통해 활동하며 대화를 나누거나 함께 식사하는 것은 극히 자연스러운 행동이다. 이때 뇌 속 모든 영역이 활발하게 움직이면서 뇌가 매우 좋은 영향을 받는다. 상대방의 이야기를 들으며 이해하고, 생각해서 말하고, 상대방의 기분을 헤아리고, 만나는 장소와 시간에 신경 쓰는 과정에서 인간다움을 유지하는 데 중요한 전두엽이 풀가동하는 것이다. 이렇게 누군가와 함께 시간을 보내면 뇌를 많이 사용하므로 다양한 자극을 받을 수 있다.

오이타현의 아지무 마을에 있는 '안심원 건강 클럽'에서는 커뮤니케이션을 통해 치매를 예방하는 데 큰 효과를 내고 있다. 후쿠오카대학교와 제휴해 탄생한 이 프로그램은 '뇌에 좋은 것들의 집대성'이라고도 할 수 있다. 이 클럽의 18명의 치매 예비군 가운데 16명의 경도 치매 장애가 회복되는 놀라운 효과를 보았다.

이 지역에 거주하는 남녀 20명가량의 고령자는 주 1회 클럽에 모인다. 그곳에서 함께 요리하고 식사한 후 운동하는 프로그램을 실천 중이다. 정말 알차게 꾸려진 이 프로그램에 따르면, 맨 먼저 모임부터 연다. 그다음 1인당 5,000원 정도의 예산으로 가능한 저렴하고 맛있는 메뉴를 함께 개발한다. 메뉴가 결정되면 장을 보는데, 저렴하고 좋은 물건을 골라 예산 안에서 집행한다. 요리는 역할을 분담해 레시피에 맞게 조리한다. 마침내 요리가 완성되면 온

화한 분위기에서 대화를 나누며 함께 먹는다. 식사 후에는 30분간 낮잠을 자고 스포츠 지도자와 함께 유산소 운동을 하는데, 다음 모임을 상의하고 프로그램을 마친다.

이런 일련의 프로그램이 훌륭한 이유는 항상 서로에게 말을 건네고, 서로 가르쳐주고, 서로 도와가면서 진행하는 등 참가하는 사람들이 처음부터 끝까지 즐겁게 웃으면서 마음을 하나로 모은다는 데 있다. 그야말로 커뮤니케이션의 극치라고 할 수 있을 것이다. 미팅부터 장보기까지 1시간, 요리 1시간, 점심 식사 1시간으로 시간과 스케줄을 정확하게 정해놓았다. 장을 본 내역은 가계부에 적고 스스로 경비를 관리하도록 세심하게 프로그램도 짜여 있다.

하지만 이 모든 것을 서로 협력하면서 진행하는 덕분에 힘들기는커녕 오히려 즐거운 이벤트가 되는 것이다. 또 어떤 사람은 조리 대신 배식만 하는 등, 그날그날 본인의 컨디션에 맞게 각자가 할 수 있는 역할을 맡아서 무리 없이 진행한다. 작업 하나하나가 성과이며, 작업을 해냈을 때 그 성공을 모든 사람이 함께 즐긴다는 분위기가 뇌를 활발하게 해 치매를 예방하는 데 큰 효과를 올리는 것이다.

초기에는 멤버들 중 18명이 경도 인지 장애가 있어서 기억력 저하로 요리를 하다 멈추는 일도 있었다고 한다. 그러나 활동을 시작한 지 3년이 지나자 그중 16명이 회복되는 놀라운 성과를 얻었다.

'안심원 건강 클럽' 프로그램과 참가자들의 모습을 보면서 나는 많은 것을 깨달았다. 지금까지 다룬 전두엽 활성화, 유산소 운동, 지적 호기심, 새로운 일, 취미, 멀티태스킹 등이 '안심원 건강 클럽' 프로그램에 담겨 있었던 것이다. 우리도 '평생 건강한 뇌'를 위해 오늘부터 한 걸음 내딛으면 어떨까 싶다.

07

음악, 뇌에 좋은 최고의 보약

뇌 건강을 말할 때 음악도 빼놓을 수 없다. 음악은 스스로 악기를 연주하거나 노래를 부르는 것, 또는 듣는 것만으로도 즐겁고 기분이 안정되는 효과가 있다. 나도 음악을 아주 좋아해서 연구실에 전자 피아노가 있을 정도다. 연구에 몰두하기 전이나 혼자 있을 때 피아노를 치면 마음이 안정되어 일하는 데도 도움을 준다. 이처럼 음악은 정신적으로 좋은 영향을 줄 뿐 아니라 뇌 기능에도 효과가 좋다. 현재 음악은 치매 예방과 진행 억제, 치료에 도입

되면서 주목을 받고 있다.

음악에는 좋은 점이 매우 많다. '악기 연주'는 손가락 끝을 움직이므로 뇌를 자극해 활성화시키기 좋다. 손가락 끝뿐 아니라 손가락 끝에서 팔꿈치, 어깨, 몸통까지 평소에 쓰지 않는 다양한 근육과 관절을 사용한다. 이렇게 많은 관절 운동을 의식적으로 조절하기는 불가능하다. 하지만 음악 연주는 무의식적으로 다양한 관절을 써서 운동을 하고 있는 것과 마찬가지다. 피아노는 손은 물론이고 페달을 밟기 위해 발까지 움직인다. 이런 동작은 뇌의 다양한 영역을 자극하게 된다. 또 양손으로 연주하기 때문에 피아노 연습을 오래할수록 뇌의 오른쪽과 왼쪽을 이어주는 뇌량Corpus Callosum 부분의 두께가 두꺼워진다고 한다. 피아노를 쳐봤던 경험이 있는 사람이라면 나이에 상관없이, 정년 이후부터라도 다시 시작해볼 것을 권하고 싶다.

악보를 보면서 악기를 연주하면 뇌를 더 많이 사용하게 된다. 음악 역시 멀티태스킹을 활용하는 작업인 것이다. 악보를 보면서 연주하는 작업은 아무것도 아닌 듯 보이지만 사실 뇌 속에서 엄청난 작업이 진행되고 있는 것이다.

맨 먼저 악보를 읽어서 뇌의 작업 기억으로 보존한다. 그다음 언어와 음운 정보의 저장고 역할을 하는 음운 루프Phonological Loof라는 곳에 기억시키고, 손을 사용해 악기를 연주하는 것으로 그 정보를 끄집어낸다. 이 과정에서 많은 인지 기능이 풀가동하게 된다.

음악을 연주하는 것은 창조로도 이어진다. 무언가를 만들어내는 것은 인간다움에 중요한 전두엽의 기능을 향상시키는 것이기도 하다. 지금까지 악기를 연주한 적이 없다면 갑자기 연주하라는 말이 부담스러울 수도 있다. 하지만 집 어딘가에 잠들어 있는 악기가 없는지 한번 둘러보기를 바란다. 아니면 근처 평생 교육원이나 문화 센터 같은 곳에 피아노 교실이나 기타 교실이 있는지 알아보는 것도 좋다. 가까운 곳을 찾아 꼭 악기 연주와 친해지기를 바란다. 악기 연주는 즐기는 그 과정에서 자연스럽게 뇌를 자극하는 작업이므로 최상의 취미가 되어줄 것이다.

08

음악은 뇌의 보수계를 자극한다

음악을 듣는 것도 뇌에 더없이 좋다. 음악을 들으면 기분이 매우 좋아지는데, 이때 뇌 속에서는 엄청난 일이 일어난다. 음악을 들으면 뇌는 상을 받은 것 같은 상태가 된다. 음악을 들으면 뇌의 보수계 영역이 활발해진다는 사실이 캐나다의 한 대학 연구에서 밝혀졌다.

더 자세히 말하면 보수계란 욕구가 충족되었을 때 활성화되어 기분이 좋다는 감각을 부여하는 신경 전달 물질을 방출하는 신경계를 말한다. 회사에서 '월급이 오른다' 같은 소식을 들으면 기분이 아주 좋아져서 의욕이 생기기 마련이다. 이처럼 욕구가 충족된다고 예측하는 것만으로도 뇌는 활성화된다.

보수계 영역이 활성화되면 회백질 부피가 커진다는 보고도 있다. '칭찬 받으면 더 잘하게 된다'는 말이 있는데, 바로 여기에 해당되는 말이다. 따라서 음악을 들으면 욕구가 충족되거나 칭찬을 받았을 때처럼 자연스럽게 기분이 좋아진다. 음악을 들으면 일부 영역이 아니라 많은 영역의 기능이 활발해진다. 음악을 듣는 것만으로도 뇌에 좋은 점이 이렇게나 많은 것이다.

그렇다면 노래 부르기는 뇌에 어떤 작용을 할까? 노래도 별 생각 없이 부르는 것 같지만 알고 보면 그렇지 않다. 노래를 부르려면 가사를 외우거나 멜로디를 기억해야 한다. 뇌를 많이 사용하고 있다는 뜻이다. 또 노래방에서 노래를 부르면 스트레스가 발산되어 고혈압 환자의 혈압이 내려갔다는 보고도 있다. 스트레스도 고혈압도 뇌에 악영향을 끼친다. 하지만 노래는 뇌에 좋지 않은 것을 떨쳐버리는 효과가 있다.

음악에는 기억을 불러오는 기능도 있다. 옛날에 들었던 곡을 우연히 들으면 당시의 기억이 되살아나는 일이 자주 있다. 아는 음악을 들으면 기억을 관장하는 해마가 자극되어 기억이 떠오르는데, 그 과정에서 음악을 들었을 당시에 경험했던 일이 함께 생각나게 된다. 바꿔 말하면 머릿속에 보존되어 있는 정보를 음악으로 불러올 수 있다는 것이다. 이렇게 기억을 불러오는 성질은 뇌출혈이나 뇌경색, 외상 등으로 발생한 기억 장애를 치료하는 데도 쓰인다. 과거에 들었던 곡을 많이 듣는 것은 기억 영역에 계속 자극을 줄 수 있기 때문이다.

음악은 다양한 의미에서 뇌를 100% 활용한다. 악기를 배우고, 콘서트에 가고, 친구와 함께 연주를 하다 보면 자연스럽게 커뮤니케이션의 기회도 생긴다. 음악은 듣고 있는 것만으로도, 연주하는 것만으로도, 노래하는 것만으로도 행복하지만 훨씬 더 행복한 일이 뇌 속에서 일어나는 것이다. 그야말로 음악은 '뇌에 좋은 최고의 보약'이다.

제6장

잘 자는 아이가 잘 자란다

01

아이의 뇌는 어른의 뇌를 만드는 근간

'시작하며'에서도 언급했듯이 우리가 하고 있는 연구는 단지 고령자가 아니라 사람의 평생을 대상으로 한다. 평생 인간답게 살기 위한 방법을 발견하고자 유전자 단계부터 연구하는 것이다.

유아기에는 끊임없이 움직이기 때문에 뇌 MRI 촬영이 어렵다. 그래서 촬영이 가능한 5세부터 18세까지의 아동과 청소년의 뇌 MRI 영상을 포함한 역학 데이터를 집적하고 있다. 아동을 대상으로 한 역학 데이터를 보유하고 있는 곳은 매우 적으므로 데이터로는 우리 연구소가 동양 최대라고 할 것이다.

'평생 건강한 뇌'를 추구할수록 아동기를 어떻게 보내야 하는지가 더욱 중요해지고 있다. 어린 시절의 생활 습관이 뇌에 다양한 영향을 끼친다는 사실이 밝혀졌기 때문이다. 당연한 이야기지만 어릴 때 형성된 뇌는 어른의 뇌를 구성하는 근간이 된다. 즉 어릴 때의 뇌가 향후 치매에 걸리지 않는 뇌를 만드는 기본이 되는 것이다.

여러분 중에는 어린 자녀를 둔 사람이나 귀여운 손주가 있는 사람이 적지 않을 것이다. 자, 이제 미래를 위해 어린 뇌에 좋은 것은 무엇인지 알아보자.

02

충분히 잠을 자야 공부도 잘한다

먼저 수면과 뇌의 발달 관계에 주목해야 한다. 아동의 뇌 MRI 영상을 집적한 데이터에서 눈에 띄는 것은 아동의 수면 시간이 해마와 크게 연관이 있다는 사실이다. 구체적으로 말하면, 8~9시간 가까이 자는 아동들은 5~6시간밖에 자지 않는 아이들에 비해 상대적으로 해마의 부피가 크다는 사실이 밝혀졌다. 바꿔 말하면 '수면 시간이 짧은 아동은 충분히 자는 아동보다 해마가 작다'고 말할 수 있다.

해마의 부피가 크다는 것은 기억과 관련한 능력이 높다는 뜻이다. 또한 뇌의 사령탑 역할을 하는 만큼, 뇌의 모든 영역을 발달시키는 능력도 높다는 뜻이다. '잘 자는 아이가 잘 자란다'는 옛말이 뇌에도 그대로 적용되는 것이다. 늦게 자거나 적게 자는 아이들은 학업 성적이나 기억력이 그다지 좋지 않다는 연구 결과가 세계적으로 보고되고 있다. 또 쥐를 이용해 잠들면 바로 깨우는 수면 방해 실험을 한 결과, 쥐의 해마가 위축되었다는 보고도 있다.

왜 수면 시간이 짧으면 해마가 위축되는 것일까? 그 원인은 몸이 받는 스트레스에 있다고 알려져 있다. 스트레스는 어른이나 아이 모두에게 해마의 신경 세포가 새롭게 재생되는 것을 억제하는데, 그 정도가 심해지면 해마가 상당히 위축된다는 것이 밝혀졌다. 수면 시간이 짧으면 본인이 졸리든 졸리지 않든 성장기 어린이의 뇌와 신체에 상당한 부담을 주는 것이다.

그렇다고 많이 잘수록 해마가 커지는 것은 아니다. 수면 시간이 지나치게 길면 밤중에 자다가 깨는 횟수가 늘어나 수면의 질이 떨어지므로 오히려 역효과를 낳는다. 따라서 연령과 발달 단계에 맞는 적당한 수면 시간이 중요하다. 어릴 때 해마의 부피를 크게 해놓아야 향후 치매나 우울증을 예방하는 데 큰 힘이 될 것이다.

03

아이의 아침 식사는 빵보다 밥이 좋다

아이의 식사 내용도 뇌 발달과 관계가 깊다. 아침 식사로 무엇을 먹느냐에 따라 뇌가 발달하는 데 차이가 있다는 것이다. 우리는 아이들이 아침 식사로 밥을 먹는지 빵을 먹는지, 빵을 먹는다면 어떤 빵을 먹는지, 반찬은 몇 가지며 일주일에 몇 번 먹는지 등 다양한 데이터를 수집해 아이들의 능력과 비교하고 분석했다. 그 결과 아침 식사로 밥을 먹는 아이들이 빵 종류를 먹는 아이들보다 지능 지수IQ 평균치가 높았다. 이에 따라 뇌 MRI 영상에 비춰 더 상세한 내용을 조사했다. 그러자 아침 식사를 하는 아이들이 언어 기능을 담당하는 전전두엽 피질의 회백질 면적이 클 뿐 아니라 언어 능력을 비롯한 몇몇 인지 기능도 높은 것으로 밝혀졌다.

물론 식사 내용은 가정 환경에 따라 다르다. 그러나 역학 분석을 할 때는 가구 단위 연간 수입, 아이의 연령, 성별, 아침 식사 빈도 등에 영향을 끼치지 않도록 통계학적으로 보완하기 때문에 신빙성 있는 데이터 결과라 할 수 있다.

그렇다면 왜 빵보다 밥이 뇌에 좋을까? 그 이유는 GI 수치와 관계가 있다. GI 수치란 흔히 다이어트와 관련해 자주 등장하는 용어로, 먹은 음식이 체내에서 당으로 바뀌어 혈액 속 혈당치가 상승하는 속도를 이르는 말이다. 빵은 이 GI 수치가 높은데, 단 빵일수록 특히 더 높다. 그래서 혈당치가 급격히 상승하거나 급격히 하강하는 것이다. 반대로 밥은 GI 수치가 낮아서 혈당치의 상승과 하강이 완만하고 속도도 느리다.

아이들의 뇌는 신경 세포와 신경 세포를 연결하는 길을

만들거나 쓰지 않는 길을 없애느라 바빠서 어른보다 2배 정도 빠른 속도로 혈액이 흐른다. 뿐만 아니라 발달하느라 에너지도 많이 필요하다. 따라서 뇌가 오랫동안 에너지를 유지하려면 GI 수치가 낮은 음식이 좋다. 그렇다고 꼭 밥이 좋고 빵이 나쁘다는 뜻은 아니다. 빵이라도 전립분 빵이나 호밀빵은 단 빵보다 혈당치 변화가 완만하다. 밥도 백미보다는 현미나 잡곡이 GI 수치가 낮다.

해외에서는 설탕이 듬뿍 들어간 시리얼로 아침 식사를 하는 아이들이 건강한 식사를 하는 아이들에 비해 성적이 좋지 않다는 데이터가 있다. 이 역시 혈당치의 영향과 관계가 있어 보인다. 아이들의 뇌를 위해서는 시럽이나 버터를 듬뿍 올린 팬케이크보다 GI 수치가 낮은 아침 식사가 더 좋다는 것이다.

04

아이의 뇌가 성장하는 적절한 때가 있다

앞서 뇌는 뒤쪽부터 앞쪽을 향해 만들어지며 사춘기를 지날 무렵에 완성된다고 언급했다. 그 과정에서 각각 다른 기능을 하는 영역이 순서대로 만들어지는데, 뇌는 이 단계에서 이뤄지는 학습 방법에 따라 크게 변한다. 즉 뇌의 발달 단계에 맞춰서 적절한 자극을 주면 그 영역이 지닌 뇌의 기능을 더욱 강화시킬 수 있다.

영어 회화를 예로 들어보자. 10세 무렵까지 영어권 국가에서 생활하면 거의 이중 언어에 가까운 수준까지 회화 능력을 익힐 수 있다. 하지만 이 나이 때가 지나면 언어 능력을 습득하는 데 상당한 시간이 걸린다.

이유는 언어 능력을 관장하는 베르니케 영역과 브로카 영역이 10세 무렵에 발달의 정점에 도달하기 때문이다. 이 때까지 베르니케 영역과 브로카 영역에서는 뇌세포 간 네트워크인 도로가 많이 만들어진다. 이 기간에 해외에서 영어에 최대한 많이 노출되면 영어 도로가 사용이 잦은 견고한 고속도로로 바뀌어 자음 구별이 쉬워진다. 또 가족끼리는 모국어를 쓰는 덕분에 모국어 도로도 탄탄한 고속도로가 되어 이중 언어를 구사할 수 있다.

그러나 10세를 넘어가면 베르니케 영역과 브로카 영역의 도로는 거의 완성되므로 사용하지 않은 도로는 파괴되어간다. 이때까지 영어에 노출되는 기회가 적으면 베르니케 영역과 브로카 영역은 모국어에만 특화된 도로를 견고한 고속도로로 완성시킨다. 따라서 10세 이후에 원어민 수준으로 영어를 익히기가 10세 이전에 비해 어려워지는 것이다. 이는 능력의 문제가 아니라 뇌의 특징에 따른 현상이다. 따라서 영어 잘하는 아이로 키우고 싶다면 베르니케 영역과 브로카 영역이 발달의 정점을 맞이하는 10세 전에 영어 교육을 시작하는 것이 좋다. 그렇다고 무조건 빠를수록 좋다는 뜻은 아니다. 발달의 정점에 가까운 시점에 확실한 교육을 받는 것이 뇌에 좋다. 아직 뇌가 적응하지 못하는 단계에서 교육을 하기보다는 뇌의 해당 영역이 활발하게 생성되는 시기에 교육하는 것이 효과적이라는 뜻이다.

이는 단지 어학만이 아니라 운동이나 악기 연주를 배우는 데도 적용된다. 운동이나 감각을 관장하는 뇌 영역은 5세 무렵에 발달의 정점에 도달한다. 따라서 피겨 스케이팅이나 기계 체조 등 지도가 필요한 코치 운동이나 세세한 기술을 익혀야 하는 악기를 배워서 국가 대표나 전문 연주가가 되기를 바란다면 5세 이전에 시작해야 성공할 가능성이 높다. 중학생이나 고등학생이 되고 나서 시작하면 이미 뇌 속 네트워크의 유연성이 떨어지므로 5세 이전에 시작하는 것에 비해 어려워질 가능성이 크다.

이렇듯 뇌의 발달과 학습 효과는 밀접한 연관이 있다. 아이들에게 어떤 시기에 어떤 교육을 하느냐, 즉 교육의 적시성이 몹시 중요하다는 뜻이다. 남아메리카의 아이들은 첫 생일 선물로 축구공을 받아서 어릴 때부터 축구를 하는 데 익숙하다고 한다. 이는 운동을 관장하는 소뇌 등의 발달 시기와 맞물려 있다. 남아메리카에서 세계적인 축구 선수들이 많이 배출되는 것도 뇌의 발달 적시성을 증명하는 좋은 예라고 할 수 있다.

05

지적 호기심이 '평생 건강한 뇌'를 만든다

나이가 들어도 계속 건강하게 지내려면 어떻게 해야 되는지를 알아내기 위해 '평생 건강한 뇌' 연구를 거듭하는 동안, 우리는 방금 언급한 것처럼 어린 시절의 뇌가 얼마나 중요한지를 깨달았다. 그리고 더 나아가 아이의 지적 호기심이 '평생 건강한 뇌'를 갖는 데 중요한 요소라는 사실을 확인했다. 유년기, 청소년기, 성인기, 장년기, 노년기에 걸쳐 뇌와 사람의 일생이 갖는 연관성을 조사해보면, 어린 시절 지적 호기심이 왕성한 아이는 그렇지 않은 아이에 비해 치매가 발병하기 어려우며 자신이 희망하는 인생을 보낼 가능성이 높다.

이런 차이는 왜 생기는지 아이의 지적 호기심부터 살펴보자. 지적 호기심은 모든 아이가 가지고 있는 뇌의 기능이다. 단, 아이의 지적 호기심은 그 시기를 포함해 이후의 양육 방식이나 환경에 크게 영향을 받는 것으로 알려져 있다. 사실 모처럼 생긴 흥미나 관심이 그 자리에서 사그라지는 경우도 적지 않다. 중요한 것은 그 지적 호기심을 어떻게 키워나가는가다.

그렇다면 실제로 아이들의 뇌 속에서는 어떤 일이 일어나고 있을까? 아이들의 지적 호기심은 새로운 정보나 관련 정보가 들어오면 서로 연결되면서 계속 신경 세포를 만들어나간다. 어떤 것을 알아가는 재미와 즐거움, 지식이 지식을 부르는 감동 등이 에너지가 되어 뇌세포 간 네트워크가 더욱 확장되는 것이다.

따라서 지적 호기심을 길러주려면 아이의 지적 호기심에 자극을 부여하고 다양한 정보를 제공할 수 있는 환경을 만들어줘야 한다. 이런 환경에서 성장하면 지적 호기심이 새로운 지적 호기심을 낳아 뇌는 더 활성화될 것이고, 그 과정에서 뛰어난 뇌의 네트워크가 구축될 것이다.

06

아이의 지적 호기심은 가족이 키워준다

학력 면에서 봐도 학원에 다니면서 입시 공부를 해서 성적이 좋아진 아이와 지적 호기심이 왕성해서 배움 자체를 즐거워하다 보니 성적이 좋아진 아이는 서로 뇌를 이루는 내용이 다를 수밖에 없다. 공부라는 기억의 양으로 승부하는 아이와 지적 호기심을 기본으로 한 뇌의 네트워크로 승부하는 아이의 차이라고도 할 수 있다.

예전에 아이의 인지 기능 발달 연구를 할 때였다. 교육 관련 대기업의 저명한 교사들과 토론할 기회가 있었는데,

그때 교사 몇몇이 입을 모아서 이야기한 내용은 이렇다. "도감을 보고 신칸센(일본의 고속 열차-옮긴이)에 관심을 보이면 다음 날 부모가 실물을 보여주는" 환경, 또는 "책을 보고 어떤 식물에 관심을 보이면 빠른 시일 내에 실물을 보여주는" 환경에서 자란 아이가 그 이후에도 순조롭게 능력이 향상되었다는 것이다.

이렇게 지적 호기심이 왕성한 아이는 결과적으로 성적이 좋으며 희망하는 학교에 진학할 가능성도 높다. 직업 선택의 폭도 넓어서 자신이 희망하는 인생을 살아갈 가능성까지 높다. 공부를 잘한다거나 성적이 좋은 것이 전부는 아니다. 아이 입장에서 스스로 무엇이 되고 싶고 장래에 어떻게 살고 싶은지 선택지를 조금 더 많이 가질 수 있다면 더 행복하지 않을까?

나의 지적 호기심은 전적으로 우리 가족이 키워주었다. 나는 홋카이도에서 자랐는데, 아버지가 스키 강사라 어릴 때부터 기초 강습을 받을 수 있었다. 철이 들 무렵에는 스키와 스노보드를 익숙하게 탈 수 있었고 지금은 1급 자격

증도 갖고 있다. 자동차에도 관심이 많은 아버지의 영향을 받아 나도 클래식 카 컬렉터로서 클래식 페스티벌에서 표창을 받은 적도 있다.

음악을 아주 좋아한 어머니의 영향으로 형은 음악 교사가 되었다. 나도 음악을 듣거나 피아노 연주를 아주 좋아한다. 연구실에 전자 피아노가 있는데 일하기 전이나 밤늦게까지 일해서 피곤한 날에는 피아노를 치며 위안을 얻는다.

어머니는 그림도 좋아해서 우리를 미술관에 자주 데리고 갔다. 덕분에 나는 지금도 미술관에 자주 발걸음하는 편이며, 그림을 보는 것도 좋아하고 직접 그리는 것도 좋아한다.

가족끼리 야외로 자주 놀러 다닌 덕분에 어릴 때부터 들판을 마음껏 뛰어놀았다. 곤충이나 나비 보는 것을 좋아했는데, 밖에서 보고 나면 백과사전에서 찾아보고는 했다. 어릴 적 나비의 매력에 사로잡혔던 나는 지금도 나비를 관찰하러 여기저기 다니는 편이다. 시간이 있으면 어린 아들과 채집망을 들고 산과 들을 뛰어다닌다. 나비는 어떤 종과 어떤 종이 아주 가까운 관계인지, 또 지구 대륙이 갈라지면서 진화를 거쳐 어느 지역의 나비끼리 닮았는지 등 이렇게 나비로 시작된 관심을 지구 역사나 지학 분야까지 넓혀가고 있다.

돌이켜보면 나는 지적 호기심이 강한 아이였다. 부모님도 이런 지적 호기심을 소중히 여기고 존중해줬다. 별이 보고 싶다면 망원경을 사주고, 시골의 아름다운 밤하늘을 보여주려고 날마다 밖으로 데리고 나갔다. 연못에 사는 물벼룩에 관심을 쏟으면 어느샌가 다락방에서 낡은 현미경을 꺼내다 줬다. 오늘날 내 지적 호기심을 기를 수 있었던 것은 이런 부모님과 형 덕분이다.

이런 환경 덕분에 나는 마음껏 자연을 경험하면서 어릴 때부터 좋아하는 것을 찾아다니고 조사해왔다. 공부도 취미의 연장 같은 것이었다. 지금 일을 하고 있지만 어릴 적 지녔던 지적 호기심은 여전히 변함없다. 모르는 것을 알아내고픈 마음이 무척 클 뿐 아니라 알아내고 나면 신기해서 견딜 수가 없다. 그렇게 내 관심의 범위가 점점 넓어지고 있는 것이다. 따라서 연구자라는 현재의 직업을 놓고 봐도 일과 취미의 경계 없이, 그저 지적 호기심이 오롯이 존재할 뿐이다.

지금까지 길게 이야기한 나의 지적 호기심은 우리가 쌓아온 방대한 역학 데이터로 보자면 누구에게나 해당되는, 전혀 특별할 것 없는 하나의 사례에 불과하다. 한마디 덧붙이자면, 우리는 이 역학 데이터를 통해 아이의 지적 호기심이 어른의 '평생 건강한 뇌'를 만드는 밑바탕이라는 점을 확인하고 있다.

제7장

우리의 뇌는 포기하지 않는다

01

나이가 들어도 해마의 부피는 커진다

'뇌세포는 어른이 되면 계속 줄어든다.' 우리는 지금껏 아무도 이 사실을 의심하지 않았다. 뇌과학 분야에서도 뇌 신경 세포는 나이가 들면 점점 줄어들어 새로 생겨나지 않는다고 믿었다. 제4장에서도 해마에 대해 설명했지만 사실은 그렇지 않았다. 1998년 미국의 한 연구자가 천동설이 지동설로 대체되는 발견에 버금가는 연구 결과를 발표했다. 기억과 뇌의 중추를 담당하는 해마는 아무리 나이가 들어도 신경 세포를 새로 만들어 그 부피를 키운다는 사실을 밝혀낸 것이다. 불과 십 수 년 전의 일이다.

이 실험은 수명이 얼마 남지 않은 고령의 암 환자에게 사후 해부를 포함해 연구와 실험에 대한 동의와 협력을 받아 이뤄졌다. 암세포가 늘어날 때 붉은색이 나는 약품을 투여했고 사후 곧바로 뇌 해부를 했는데, 해마의 신경세포가 늘어났다는 사실을 확인할 수 있었다. 이런 세기의 발견은 연구에 도움이 되기를 바라며 협력해준 많은 환자들 덕분에 가능했다. 그 후 다양한 실험이 전 세계에서 실시되었고, 해마의 뇌세포는 나이가 들어도 새로 생겨날 뿐 아니라 부피가 커진다는 사실이 속속 입증되었다.

또 다른 흥미로운 보고가 있다. 도로가 몹시 복잡한 탓에 영국 런던의 택시 운전사 자격시험은 어렵기로 유명하다. 영국인 입장에서는 "이렇게 미로 같은 길에서 헤매지 않고 어디든 갈 수 있는 걸 보면 택시 운전사의 뇌는 보통 사람과는 다르겠지"라는 인식이 있었던 모양이다. 한 영국 연구자가 이 호기심에서 출발, 다수의 택시 운전사 뇌를 조사했는데 역시 해마의 부피가 컸다고 한다. 게다가 베테

랑이 될수록 해마의 부피가 더 커졌다는 결과가 나왔다.

해마는 알츠하이머형 치매와 우울증으로 가장 손상을 받기 쉬운 곳이다. 따라서 해마가 손상되면 기억이라는 주요 기능을 상실하게 된다. 인간다움을 지키기 위해 필요한 해마의 신경 세포가 고령에도 증식해 자체의 부피를 늘려 간다는 사실은 뇌과학의 상식을 깬 대발견이다. 나이가 들어도 '뇌에게는 빛나는 미래가 있다'는 뜻이기 때문이다.

제4장에서 언급했듯이 기억의 네트워크를 관장하는 해마는 단 30분간의 유산소 운동으로 건강하게 유지할 수 있다. 여러분도 이 점을 꼭 기억해주기를 바란다. '평생 건강한 뇌'를 위해 뇌의 사령탑인 해마를 강화하는 것이 무엇보다도 중요하다.

02

뇌는 훈련을 통해 변한다

뇌 발달은 일반적으로 12세 전후 사춘기 무렵에 완성된다고 알려져 있다. 완성된 이후의 뇌는 그 상태로 정지 상태Static, 다시 말해 정적靜的인 것으로 더는 변하지 않는다고 여겨졌다.

그런데 '해마의 신경 세포가 늘어난다'는 발견에 이어, 2004년에는 이 정설을 뒤집는 충격적인 발표가 과학 잡지 《네이처Nature》에 실렸다. 대학생을 대상으로 저글링을 시켰더니 두정엽과 측두엽의 부피가 커졌다는 것이다. 다시 말해 훈련을 통해 뇌는 역동적인 상태, 즉 동적動的인 것으로 바뀔 수 있다는 것이 밝혀졌다.

우리 연구자들도 이 결과에 놀라움을 금치 못했다. 그 후 피아노 연습을 할수록 연주자의 우뇌와 좌뇌를 연결하는 뇌량 영역이 두꺼워진다거나, 농구 선수나 발레리나(혹은 발레리노)의 뇌에서 운동과 관련된 영역이 커졌다는, 즉 뇌는 변한다는 사실을 증명하는 연구 결과가 연이어 보고되었다. 뇌가 완성된 후에 새롭게 신경 세포를 만들어낼 수 있는 것은 해마뿐이지만, 해마 외의 영역에서도 뇌는 훈련을 통해 신경 세포와 신경 세포를 연결하는 네트워크를 발달시킬 수 있으며, 그 결과 부피가 커져서 그 부분에 해당하는 기능을 향상시킬 수 있다는 점이 밝혀진 것이다.

결국 뇌에는 외부 자극과 작용으로 형태가 변하는 가소성可塑性이 있다는 것을 알아냈다. 이는 해마가 신경 세포를 새롭게 만들어낸다는 사실과 더불어, 뇌과학 역사를 크게 바꿔놓는 발견이자 뇌의 무한한 가능성을 의미한다.

이런 가소성은 젊은 층에서 흔히 발견된다. 그러나 앞

서 예로 든 저글링 훈련을 평균 연령 60세의 건강한 고령자를 대상으로 검증한 결과도 같았다는 보고가 있다. 이처럼 중년 또는 더 나아가 노년에도 우리의 뇌는 얼마든지 변할 가능성이 있다.

03

뇌의 네트워크는 망가진 영역을 보완한다

뇌가 기적을 일으킬 때가 있다. 질병이나 사고로 뇌에 손상을 입어 오랜 세월 반응이 없던 환자에게 적극적으로 말을 걸거나 손발을 움직여주는 등 끊임없이 자극을 주면 조금씩 반응이 생기면서 환자가 회복해가는 사례가 그렇다. 자극을 끊임없이 주다 보면 뇌가 긍정적으로 작용하는데, 그야말로 뇌의 가소성을 잘 보여주는 사례다.

일단 뇌의 손상된 부분은 원래 상태로 되돌아가지 않는다. 그렇다면 사례 속 주인공들은 어떻게 잃어버린 기능을 되찾을 수 있었을까? 뇌에는 질병이나 사고 등의 장애, 노화로 뇌 신경 세포 간 네트워크에 손상이 일어나면 새로운 네트워크를 편성해 그 네트워크를 활성화시키는 기능이 있기 때문이다. 예를 들어 뇌경색 등으로 뇌에 손상이 생긴 경우, 망가진 영역은 재생되지 않지만 주변 영역이 망가진 부분의 기능을 보완하기도 하고 뇌 우반구에서 불가능해진 일을 좌반구에서 대체하는 식으로 잃어버린 능력을 새롭게 획득한다는 사실이 밝혀졌다.

아이들처럼 나이가 어릴수록 뇌의 가소성은 높아진다. 그러나 고령이라도 뇌에 끊임없이 자극을 주면 그 자극이 긍정적으로 작용해 효과를 낼 수 있다. 일본 프로야구 선수로 요미우리 자이언츠 종신 감독인 나가시마 시게오는 발작성 심방세동(빈맥, 가슴이 두근거린다거나 답답한 증상, 호흡 곤란, 피로감, 어지러움, 실신 등이 동반될 수 있으며 간혹 아무런 증상이 없을 때도 있다-옮긴이)을 동반한 뇌경색으로 쓰러진 뒤, 의사에게 '평생 일어나지 못할 수도 있다'는 진단을 받을 정도로 중증이었다. 그러나 혹독한 재활 훈련을 거듭한 끝에 기적처럼 재활에 성공, 지금은 멋진 자태와 힘찬 발걸음, 변함없는 나가시마 스마일로 우리에게 감동을 주고 있다. 나가시마 시게오의 초인적인 재활 훈련이 이미 기능을 상실한 영역 대신 다른 영역을 활성화시켜 '새로운 네트워크'을 만들어낸 덕분에 부활한 것이다. 나가시마 시게오는 '내가 포기하지 않으면 뇌도 포기하지 않는다!'는 중요한 교훈을 우리에게 일깨워준다.

04

뛰어난 인지력을 유지한 100세의 뇌

전 세계의 주목을 받으며 지금까지도 명성이 이어지고 있는 넌 스터디Nun Study, 수녀 연구라는 역학 연구가 있다. 이 연구는 아직 알츠하이머병에 대한 해명이 이뤄지지 않았던 1986년에 놀라운 방법으로 시작되었다.

미국의 연구자 데이비드 스노든David Snowden은 수녀원에 있는 75세부터 105세까지의 수녀Nun 678명을 대상으로 1년에 1번 인지력 테스트를 했다. 또한 사망한 후 뇌를 해부하는 실험을 통해 인지력의 추이, 몸에 일어나는 장애,

뇌에 일어나고 있는 변화를 추적 조사했다. 이 참신한 연구는 알츠하이머병을 해명하는 데 큰 성과를 낳았다. 같은 방식으로 생활하는 수녀들은 직업이나 수입, 식사 내용, 음주·흡연 경향 등 외적인 조건에 영향을 받지 않는다. 뿐만 아니라 어린 시절부터 말년까지 상세한 개인 기록을 완전하게 보존하는 수녀원은 역학 연구를 하기에 이상적인 조건을 갖춘 곳이다. 이 연구의 내용과 성과는 《우아한 노년Aging with Grace》(2002)이라는 제목으로 출간되었는데, 전 세계 치매 연구자에게 성서만큼 귀한 자료가 되고 있다.

수녀들 중에는 80~90세, 심지어 100세가 되어도 정신 기능이 쇠퇴하지 않은 덕분에 교편을 잡거나 봉사를 이어가는 이들이 있다. 반면에 같은 생활 방식으로 살아왔지만 자기가 누군지 모르거나 가까운 친구 또는 가족의 얼굴도 잊은 채 스스로 고립되고 마는 이들도 있다. 이 두 부류의 사람들이 왜 서로 다른 말년을 맞이하게 됐는지, 그 의문에 대한 답을 찾기 위해 이 연구는 시작되었다고 한다.

많은 수녀들은 연구를 위한 스노든 박사의 요청을 기꺼

이 수락했다. 육체와 정령의 관계를 소중히 여기는 가톨릭 교도로서 "사후死後에 중요한 것은 영혼이지 뇌가 아니며", "최후의 심판 때는 완벽한 몸으로 천국에 갈 수 있다"는 말과 함께 기쁜 마음으로 뇌를 기증했다고 한다.

이 연구에서 스노든 박사가 가장 감동을 받은 수녀 2명에 대한 흥미로운 연구 결과가 있다. 그중 한 사람이 로즈Rose 수녀다. 로즈는 100세까지 살았으며 죽기 직전까지 인지력 테스트에서 고득점을 유지했다. 과연 로즈의 뇌는 어떤 상태였을까?

로즈의 뇌에는 알츠하이머병의 징후가 전혀 없었다. 현미경으로 봐도 이른바 '올챙이'라고 부르는 신경원섬유성 변화가 극히 조금 보였을 뿐, 노인성 반점도 제로zero에 가까웠다. 연구자들은 이런 로즈의 뇌를 '놀라운 뇌'로 결론지었다. 실제로 로즈 수녀는 50년 이상을 초등학교에서 교사 생활을 하면서 거의 1세기에 걸쳐 꾸준히 뇌를 사용해왔다. 이런 로즈 수녀의 뇌는 100세가 되어도 인간이 뇌를 건강하게 유지할 수 있으며 평생 인간답게 지낼 수 있음을 증명해주었다. 또 수녀가 아닌 96세부터 100세까지의 고령자를 대상으로 한 연구에서도 로즈 수녀의 뇌와 비슷한 뇌를 지닌 사람이 40%에 육박했다. 알츠하이머병에 걸리지 않은 초고령 뇌의 존재가 밝혀진 것이다. 이런 사례들을 볼 때 100세 가까운 고령이 되어도 치매에 걸리지 않고 건강한 뇌를 유지하는 것이 특별하고 불가능한 일은 아니라는 사실을 알 수 있다.

또 다른 놀라운 뇌의 주인공은 바너드Barnard 수녀다. 석사 학위를 취득하고 초등학교에서 21년간, 고등학교에서 7년간 교편을 잡았던 바너드는 81세, 83세, 84세에 실시한 3번의 인지력 테스트 결과에서 뇌가 쇠퇴한 징후가 조금도 발견되지 않았다. 바너드 수녀는 시간을 물어보면 손목시계나 방 안에 걸려 있는 시계를 보지 않고도 거의 오차 없이 시간을 맞히는 등 인지력이 높았다. 그런데 사후에 바너드의 뇌를 해부하자 놀라운 사실이 밝혀졌다. 해마와 신피질 영역에서 신경원섬유성변화가 발견되었는데, 이는 전두엽에까지 영향을 끼쳤고 신피질에도 플라크가 많이 발생한 상태였다. 뇌의 상태만 보면 알츠하이머병의 가장 심한 단계나 마찬가지였다. 그럼에도 인지력 면에서 그런 징후는 전혀 나타나지 않았다. 뇌가 이미 상당히 손상되었음에도 그 영역의 기능이 거의 대부분 유지되고 있었던 것이다. 당시의 모습을 스노든 박사는 "마치 바너드 수녀의 신피질에는 이유는 모르겠으나 강인한 저항력이 있는 것 같았다"고 표현했다.

이 놀라운 사실을 목격한 검사 기사가 "혹시 이것과 관련이 있지 않을까요?" 하며 내민 바너드 수녀의 최초 뇌 MRI 영상에는 나이에 비해 대단히 부피가 큰 회백질이 선명하게 찍혀 있었다고 한다. 연구자들은 바너드 수녀가 교직 활동을 통해 지적인 활동을 꾸준히 이어간 결과, 뇌세포 간 네트워크가 발달해 회백질의 부피가 커진 것으로 추측했다. 그리고 그 커다란 회백질이 정도가 심한 알츠하이머병을 이기고 정상적인 기능을 해냈다고 결론지었다.

데이비드 스노든 박사는 다음과 같이 말했다. "알츠하이머병에 저항력이 강한 사람은 분명 존재할 것이다. 만일

그렇다면 그 이유를 꼭 알고 싶다. 여기서 다시 수녀들의 사례를 통해 우리가 알아내고자 했던 몇 가지 질문을 짚고 넘어가야겠다. '식생활과 학력이 관계가 있을까?', '유전자 혹은 면역 시스템 때문일까?' 어쩌면 수녀들의 생활 습관과 환경에는 우리가 미처 발견하지 못한 또 다른 요인이 숨어 있을지도 모른다."

스노든 박사의 연구는 많은 성과를 남겼다. 또한 인간이 가지고 있는 가소성이라는 커다란 힘의 존재를 증명해냈다. 이 연구 결과가 발표되고 10년 이상이 지난 지금, 유전자나 생활 습관 등 다양한 데이터와 뇌 MRI 영상을 활용해 진행 중인 우리의 역학 연구는 스노든 박사가 던진 질문에 대한 답을 찾아가는 길이다.

05

생활 습관이 유전자를 뛰어넘는다

우리가 가장 주력하고 있는 것은 치매의 1차 예방, 즉 치매를 미연에 예방하는 것이다. 현재 가장 일반적인 알츠하이머형 치매는 유전자의 영향을 받는 것으로 알려져 있다. 아폴리포프로틴이라는 단백질 유전자로, 'ε입실론2', 'ε3', 'ε4' 같은 세 타입이 'ε2ε3'나 'ε3ε4'처럼 2개씩 조합해 구성된다. 부모로부터 각각 'ε4'를 물려받아 'ε4ε4'형인 경우 알츠하이머병이 발병할 위험이 특히 높다고 밝혀졌다.

사람의 뇌와 인지력은 영역이나 종류에 따라 다르지만

70% 정도가 유전 요인, 30% 정도가 생활 습관으로 결정된다고 한다. 그러나 질병은 하나의 유전자 때문에 걸리는 일은 몹시 드물다. 예를 들어 70%가 유전자라고 해도 30%인 생활 습관을 바꾸면 유전적인 질병의 위험을 줄일 수 있다. 바로 여기에 우리 의학 연구자의 사명과 임무가 있다. 즉 30%인 생활 습관으로 질병도, 뇌도 바꿀 수 있다는 믿음 속에 연구를 이어가는 것이다.

옛날에는 생각할 수 없었던 유전자 검사가 지금은 타액 채취만으로도 가능해졌다. 단순한 유전자 변이 등은 하루 이틀이면 알 수 있으며, 아마도 가까운 미래에는 더 빨리 알 수 있을 것이다. 그만큼 유전자를 평가하는 작업이 간단해졌다는 뜻이다.

유전자를 분석해서 질병의 위험을 발견했다면, 그 유전자는 바꿀 수 없어도 생활 습관은 바꿀 수 있다. 그렇다면 어떤 생활 습관을 가져야 위험을 피해갈 수 있을까? 바로 이 질문에 '평생 건강한 뇌'를 추구하는 커다란 의의가 있다.

06

'평생 건강한 뇌'로 살아간다는 것

현재 우리는 치매와 신체 전반에 걸친 근육량의 관계에도 주목해 새로운 연구를 진행하고 있다. 고령이 되면 근육량이 줄어 활동량이 떨어지는 근감소증이나 노쇠 증상이 생기는데, 최근 이런 증상이 치매에 나쁜 영향을 끼치는 것이 아닐까 하는 의문이 대두되고 있기 때문이다.

연령과 근육량의 상관 데이터는 전 세계적으로 아직 없어서 우리는 전신 근육의 양을 MRI 영상으로 만들어 데이터에 추가하기로 했다. 즉 전신을 확인하고 그 데이터를 통해 향후 치매의 위험을 발견하며 조기에 대응할 수 있도록 데이터를 구축하고 있다. 이런 우리의 연구는 세계적으로도 아마 첫 시도가 될 것이다.

지금까지 언급한 것처럼 우리는 유전자, 생활 습관, 인지력, 뇌와 전신 MRI 영상을 통합한 데이터베이스를 바탕으로 역학 연구를 진행하고 있다. 가까운 미래에 축적한 이 데이터는 15만 명분에 이를 것이다. 우리의 연구는 '이런 유전자를 가지고 이런 생활 습관으로 생활하면 이렇게 된다'는 분석에서 더 나아가, 질병을 미연에 방지하는 '개인 맞춤형 1차 예방 실현'에 목적이 있다. 다시 말해 개개인에게 맞는 주문형 의료 시대를 만들어가는 것이다. 우리는 그날이 그리 머지않았다고 확신한다.

유전자는 선조부터 이어져 부모에게 물려받은 것이다. 하지만 생활 습관으로 뇌는 얼마든지 바꿀 수 있다. 뇌는 가소성이라는 큰 힘과 가능성을 가지고 있다. 앞서 살펴본 대로 우리의 뇌는 절대로 포기하지 않는다. 생활 습관을 바꾸는 것만으로도 새로운 뇌를 만들 수 있다는 것을 기억하라. 이는 나이와 상관없이 언제든 가능하다.

자, 여러분도 변화를 향해 한 걸음 내딛기를 바란다. '평생 건강한 뇌'는 스스로 만들 수 있다. 이것이야말로 뇌의학자로서 내가 가장 전하고픈 메시지다.

간단한 것부터 시작하자

나는 원래 자연과학대학 생물학과에서 공부하고 있었다. 혈액 안에서 산소를 운반하는 헤모글로빈이라는 적혈구 속 단백질이 산소와 어떻게 결합하는지를 연구하면서 말이다. 그러던 중 대학교 4학년 때 한 교수에게 "자연과학대학에서 공부해 사회에 도움이 될 것이라는 생각은 하지 말라"는 말을 들었다. 당시 그 말에 큰 충격을 받았다.

지금 생각해보면 교수는 학생들이 정신을 차리도록 일부러 심하게 말한 것 같다. 그러나 젊었던 나는 힘든 입시 관문을 거쳐 들어왔는데 인생을 건 연구가 사회에 도움이 되지 않는다는 사실을 견디기 힘들었다. 결국 자연과학대학을 졸업하고 다시 입시를 준비해서 의학부에 들어갔다.

당시 나는 다른 사람에게 도움이 되고 싶다는 생각으로 가득 차 있었다. 그리고 생명의 신비를 품고 있는 뇌야말로 인간 생명의 불가사의를 밝혀내는 데 반드시 도움이 될 것이라는 믿음으로 뇌 연구자의 길을 선택했다. 마침 그 무렵이 도호쿠대학교 가령의학연구소가 대규모 데이터베이스를 집적하며 뇌 연구를 시작할 때였다. 나는 가령의학연구소에 들어가 뇌 MRI 영상을 다루는 의학 연구자의 길을 지금껏 걸어왔다. 그리고 16만 명의 뇌 MRI 영상을 분석한 경험과 그 방대한 수치를 데이터베이스로 하는 역학 경험을 바탕으로 '행복이란 평생 건강한 뇌를 유지하고 사는 것'이라는 연구 주제에 다다랐다.

현재 나는 세 가지 일을 맡고 있다. 하나는 도호쿠대학교 대학병원 가령핵의과장으로서 대학병원에서 영상 진단을 하는 의사의 일이다. 또 하나는 도호쿠대학교 가령의학연구소에서 뇌 MRI 영상을 이용한 데이터베이스를 작성해 뇌 발달과 나이의 메커니즘을 밝히는 연구자의 일이다. 마지막은 도호쿠 메디컬 메가뱅크 기구의 일원으로서 맡은 일이다. 이 기구는 동일본대지진 피해 지역의 부흥과 피해 지역 주민 건강을 지키기 위해 설립되었다. 피해 지역 주민 개개인의 건강을 조사하며, 메가뱅크라는 이름 그대로 피해 지역 주민의 방대한 데이터를 집적해 생명정보은행을 만들고 있다. 유전자를 비롯한 많은 데이터 연구에서 세계적으로 선구적인 새로운 의료 창조를 목표로 일하고 있는 것이다. 우리 연구는 많은 피험자들의 협력으로 이뤄지고 있다. 여러분의 귀중한 데이터가 큰 연구 성과로 이어지고 있다는 점을 떠올리며 다시 한 번 그분들에게 감사를 전한다.

그동안 나는 '숨 쉴 때마다 건강해지는 뇌'라는 주제로 각지에서 여러 번 강연을 해왔다. 그러던 중 출판의 기회를 얻어 더 많은 이들에게 나의 메시지를 전할 수 있게 된 것을 무척 기쁘게 여긴다. 이 책에서는 '평생 건강한 뇌'를 기본 축으로, 뇌에 대한 흥미로운 지식과 최신 정보를 가능한 한 알기 쉽게 설명하고자 했다. 뿐만 아니라 세계 각국에서 실시되고 있는 놀라운 뇌의 가능성에 대한 연구 성과도 사례를 들어 소개했다. 단, 최신 뇌의학 연구 주제 중에는 명확하게 해명된 것도 있지만 아직 학설이 정해지지 않은 것도 많다. 그런 내용은 가능한 한 다수의 의견에 따라 소개했음을 밝혀둔다.

내가 꼭 전하고 싶은 것은 '언제든 간단한 것부터 시작해서 뇌를 건강하게 만들 수 있다'는 점이다. '숨 쉴 때마다 건강해지는 뇌'를 만드는 방법은 일상생활 속에 있으며 나이와 상관없이 누구나 시작할 수 있다. 오늘부터 조금씩 가능한 범위에서 간단한 것부터 시작해보면 어떨까. 부모님과 함께, 자녀와 함께, 또는 손자 손녀와 함께 가족 모두가 '평생 건강한 뇌'를 가지고 즐거운 생활을 누렸으면 한다. 더불어 이 책이 여러분의 행복에 도움이 되기를 진심으로 바란다.

함께 일하는 도호쿠대학교 가령의학연구소 아라이 히로유키 교수의 도움을 받아 부록으로 '혼자서도 할 수 있는 치매 자가 진단표'를 첨부했다. 이 또한 여러분에게 도움이 되었으면 한다.

부록

혼자서도 할 수 있는 치매 자가 진단표

	진단 항목	○×
1	현재 당신의 나이는 몇 살입니까?	
2	오늘은 몇 월 며칠입니까?	
3	지금은 서기 몇 년입니까?	
4	당신의 생일은 몇 월 며칠입니까?	
5	어제 저녁 식사로 무엇을 먹었습니까?	
6	손으로 여우 모양이나 가위바위보의 가위를 만들 수 있습니까?	
7	100부터 7씩 연속으로 5번 뺄셈을 해보세요.	
8	'사촌'은 어떤 관계에 있는 사람을 가리키는 말인가요?	
9	'아'로 시작하는 말을 1분에 10개 이상 말해보세요.	
10	단어 3개를 기억한 뒤 5분 뒤에 떠올려보세요. 예 : 나팔꽃, 양말, 사과 등	

위의 표는 도호쿠대학교 가령의학연구소 아라이 히로유키 교수가 제공한 자가 진단 테스트다.

- 진단 항목 1에서 10까지 가능한 것은 ○, 가능하지 않은 것은 ×로 표시한다.
- 진단 항목 1에서 9까지 ○라면 각각 1점을 매긴다.
- 진단 항목 10은 3개를 기억하면 3점, 2개를 기억하면 2점, 1개를 기억하면 1점을 매긴다.
- 진단 항목 1에서 10까지 모두 가능하다면 총합은 12점이다.
- 획득 점수는 어디까지나 기준치이나 총점이 9점 이하라면 예방 차원에서 가까운 병원을 찾아 의사나 주치의와 상담하기 바란다.

'전두엽'의 위치

전두엽
Frontal Lobe
인간다움을 유지
하는 데 필요한
주요 기능을 담당

두정엽
Parietal Lobe

후두엽
Occipical Lobe

측두엽
Temporal Lobe

소뇌
Cerebellum

'해마'의 위치

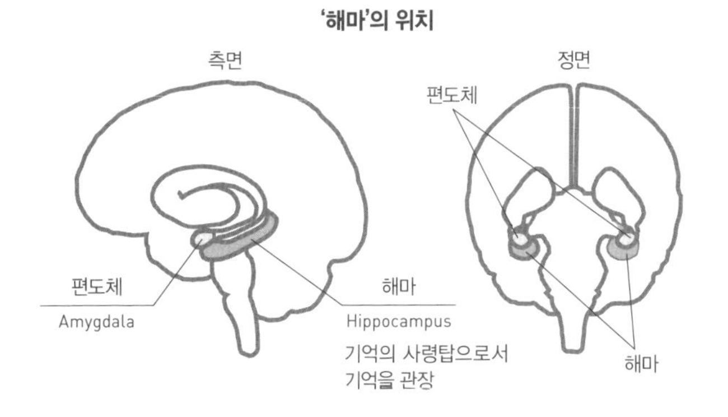

해마는 그 모양을 따서 이름을 붙였는데, 영어로는 'Sea Horse', 학명은 'Hippocampus'다. 좌우 측두엽 깊숙한 곳에 대칭을 이루며 자리 잡고 있다.

KI신서 7316

숨 쉴 때마다 건강해지는 뇌

1판 1쇄 인쇄 2018년 2월 13일
1판 1쇄 발행 2018년 2월 26일

지은이 다키 야스유키
옮긴이 김민정
펴낸이 김영곤 **펴낸곳** (주)북이십일 21세기북스

정보개발본부장 정지은
정보개발1팀장 이남경 **책임편집** 김선영
해외기획팀 임세은 채윤지 장수연
출판마케팅팀 김홍선 배상현 최성환 신혜진 김선영 나은경
홍보기획팀 이혜연 최수아 김미임 박혜림 문소라 전효은 염진아 김선아
표지디자인 박지영 **본문디자인** 제이알컴
제휴팀 류승은 **제작팀** 이영민

출판등록 2000년 5월 6일 제406-2003-061호
주소 (우 10881) 경기도 파주시 회동길 201(문발동)
대표전화 031-955-2100 **팩스** 031-955-2151 **이메일** book21@book21.co.kr

(주)북이십일 경계를 허무는 콘텐츠 리더

ISBN 978-89-509-7363-6 03510